MARK LAUREN
MIT JOSHUA CLARK

FIT OHNE GERÄTE für Frauen

MARK LAUREN
MIT JOSHUA CLARK

FIT OHNE GERÄTE für Frauen

TRAINIEREN MIT DEM EIGENEN KÖRPERGEWICHT

riva

Bibliografische Information der Deutschen Nationalbibliothek
Die Deutsche Nationalbibliothek verzeichnet diese Publikation in der Deutschen Nationalbibliografie. Detaillierte bibliografische Daten sind im Internet über https://dnb.de abrufbar.

Für Fragen und Anregungen
info@m-vg.de
mark@marklauren.com

Wichtiger Hinweis
Dieses Buch ist für Lernzwecke gedacht. Es stellt keinen Ersatz für eine individuelle medizinische Beratung dar und sollte auch nicht als solcher benutzt werden. Wenn Sie medizinischen Rat einholen wollen, konsultieren Sie bitte einen qualifizierten Arzt. Der Verlag und der Autor haften für keine nachteiligen Auswirkungen, die in einem direkten oder indirekten Zusammenhang mit den Informationen stehen, die in diesem Buch enthalten sind.
Ausschließlich zum Zweck der besseren Lesbarkeit wurde auf eine genderspezifische Schreibweise sowie eine Mehrfachbezeichnung verzichtet. Alle personenbezogenen Bezeichnungen sind somit geschlechtsneutral zu verstehen.
Wenn Sie zu irgendeinem Zeitpunkt Unwohlsein empfinden, sollten Sie das Training sofort abbrechen und einen Arzt aufsuchen. Schwangere Frauen sollten in jedem Fall zunächst den Rat eines Gynäkologen einholen, bevor sie mit dem Training beginnen.

6. Auflage 2026

Türkenstraße 89
80799 München
Tel.: 089 651285-0

Übersetzung: Marion Pylik
Umschlaggestaltung: Pamela Machleidt
Umschlagabbildung: Shutterstock/Jacob Lund
Innenabbildungen: Shutterstock/Antonina Vlasova; Shutterstock/Rido
Satz: inpunkt[w]o, Haiger (www.inpunktwo.de)
Druck: Balto Print UAB, Litauen
Printed in the EU

ISBN Print 978-3-7423-0855-9
ISBN E-Book (EPUB, Mobi) 978-3-7453-0496-1

VERANTWORTUNG • PRODUZIERT MIT

Weitere Informationen zum Verlag finden Sie unter
www.rivaverlag.de
Beachten Sie auch unsere weiteren Verlage unter www.m-vg.de

Dieses Buch soll den zahllosen Frauen gewidmet werden, die mich zum Schreiben inspiriert haben: den Freundinnen und Vorbildern und allen voran den Müttern, die beides zugleich sind.
Ganz besonders möchte ich dieses Buch auch all den Frauen widmen, deren Partner beim Militär tätig sind. Wenn ein Mann Kriegsdienst leistet, bringt nämlich nicht nur er ein Opfer, sondern seine ganze Familie. Diese muss lange Phasen der Trennung aushalten und lebt in ständiger Angst. Wenn es dann sogar zum Schlimmsten kommt, muss die zurückbleibende Partnerin zu Hause dafür sorgen, dass das Leben weitergeht, und ihre Familie allein versorgen. Ihr Kampf beginnt damit erst.

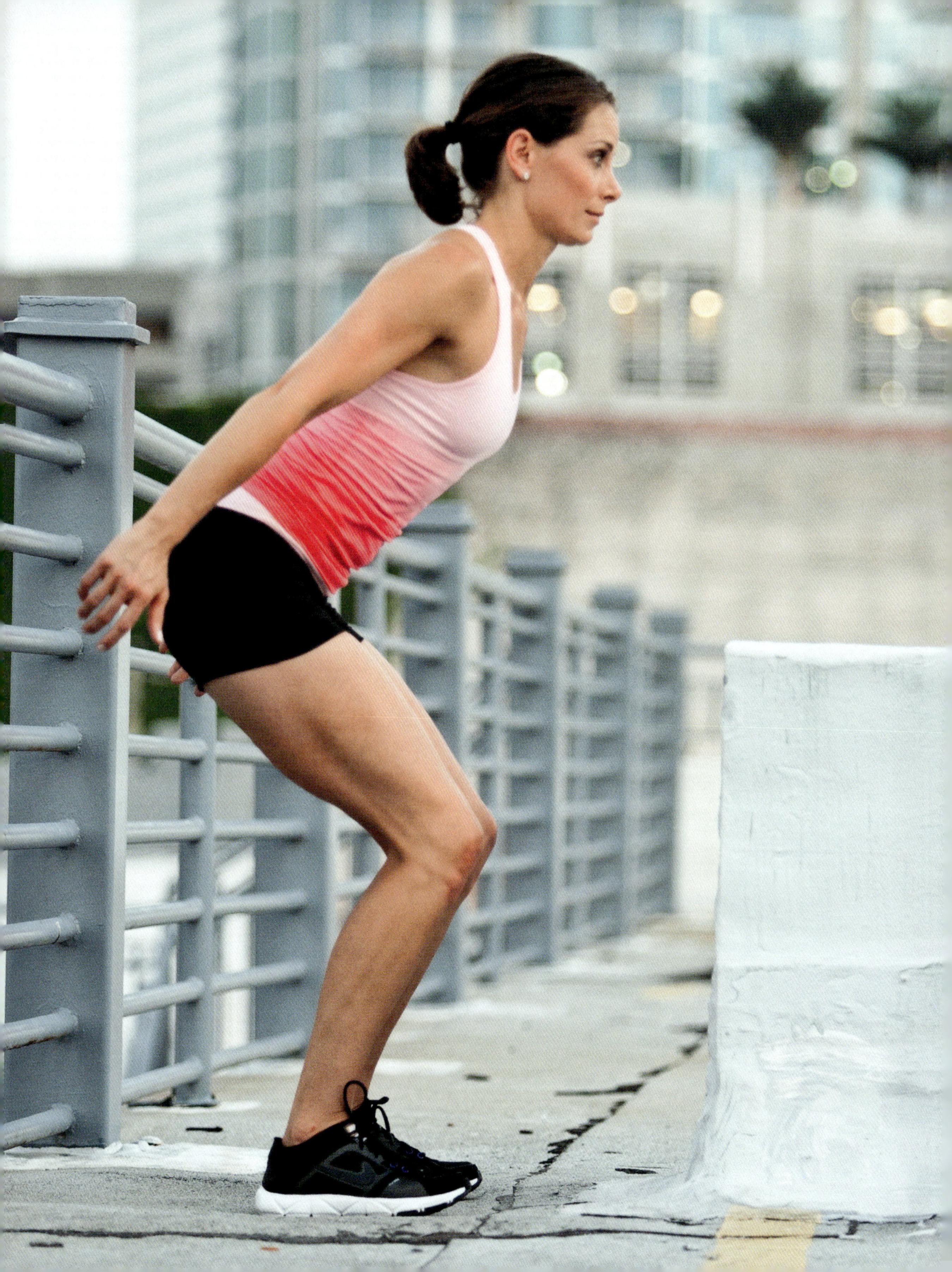

FÜNF DINGE, DIE SIE AN DIESEM PROGRAMM LIEBEN WERDEN

Es spart Geld. Sie zahlen keine Mitgliedsbeiträge, keinen Trainer, müssen keine Geräte anschaffen und brauchen auch keinen Babysitter.

Es spart Zeit. Wer ins Fitnessstudio fährt, sich umziehen und sich dann an Cardiogeräten aufwärmen muss, schließlich sein Krafttraining absolviert und dann wieder nach Hause fährt, hat einen wöchentlichen Zeitaufwand von acht bis zwölf Stunden. Mit diesem Programm trainieren Sie drei Mal pro Woche und brauchen pro Trainingseinheit nicht mehr als 30 Minuten zu veranschlagen. Das ist weniger als ein Prozent der Zeit, die Ihnen jede Woche zur Verfügung steht.

Sie können das Training überall durchführen. Im Schlafzimmer, im Hotel, im Park oder dem eigenen Garten, in der Garage oder sogar auf dem Dach. Selbst im Büro können Sie Ihre Übungen machen.

Keine Blamage im Fitnessstudio. Niemand wirft Ihnen neugierige Blicke zu, sie müssen keinen unvorteilhaften Trainingsanzug anziehen und brauchen sich auch nicht über verschwitzte Geräte oder überlaute Musik zu ärgern.

Es verbrennt mehr Fett. Mit diesen Übungen kurbeln Sie Ihren Stoffwechsel mehr an, als es mit reinem Kraft- oder Ausdauertraining möglich wäre.

INHALT

TEIL 3 DAS ERNÄHRUNGSPROGRAMM

EINLEITUNG

Seit zehn Jahren bringe ich durch Training mit dem eigenen Körpergewicht in kürzester Zeit die schlankesten, stärksten und selbstbewusstesten Menschen auf dem Erdboden hervor. Ich habe die zahllosen Übungen in diesem Buch fortlaufend verfeinert, während ich Hunderte von Anwärtern auf die extremen Herausforderungen vorbereitet habe, denen die Elitetruppen der United States Special Operations gewachsen sein müssen. Die höchsten Militäreinheiten von den Navy SEALs bis zu den Army Green Berets setzen diese Übungen heute ein.

Dies ist kein Bootcamp, das von einem Fitnesstrainer geleitet wird, der selbst noch nie die Kampfstiefel geschnürt hat. Nein, dies ist ein höchst effizientes und effektives Trainingsprogramm, das von jemandem zusammengestellt wurde, dessen Job es ist, Armeetruppen zu trainieren, die in ebendiesen Stiefeln unzählige Kilometer durch Schlamm, Sand und Schnee zurücklegen müssen. Abgesehen von den Waffen und der modernen Ausrüstung sind es die körperliche Leistungsfähigkeit und der eigene Wille, die letztendlich über Sieg oder Überleben eines Soldaten entscheiden. Und dies sind meine Fachgebiete.

Mein erstes Buch *Fit ohne Geräte* verdankt seinen anhaltenden Erfolg der Tatsache, dass es Menschen in die Lage versetzt, allein, zu jeder Zeit und an jedem beliebigen Ort zu trainieren. Unzählige Leser haben mir begeistert davon berichtet, wie sie meinem Programm gefolgt sind und dass sie sich nun besser fühlen als je zuvor in ihrem Leben. Solche Rückmeldungen sind natürlich sehr erfreulich und inspirierend. Erstaunt bin ich allerdings nicht über einen solchen Erfolg, schließlich habe ich die gleichen positiven Effekte bereits bei Hunderten von mir ausgebildeten Soldaten erleben können. *Fit ohne Geräte* hat mit seinen 125 Übungen, den umfangreichen Trainingstools und seinen vielen Workouts bereits Zehntausende Körper geformt. Darunter sind auch viele Frauen, die mir positives Feedback gegeben haben. Doch hin und wieder habe ich auch gehört, dass frauenspezifische Bedürfnisse – von anderen Trainingszielen bis hin zu einem geringeren Zeitbudget – in diesem Buch zu kurz kämen. Aus diesem Grund habe ich mich entschlossen, einen weiteren Band speziell für Frauen zu schreiben. Darin habe ich einige Übungen aus dem Buch *Fit ohne Geräte* übernommen, manche abgeändert, an Frauen angepasst und wieder andere neu hinzugenommen. Egal auf welchem Fitnesslevel Sie sich aktuell befinden, diese Übungen werden Ihnen den Körper verleihen, den Sie sich schon immer gewünscht haben. Sie werden besser aussehen und sich besser fühlen als je zuvor. Sie werden schnell feststellen, dass die Trainingsroutine relativ häufig abgeändert wird und dabei ständig neue Ergebnisse erzielt werden: festere Arme, ein strafferer Bauch, ein knackiges Gesäß, schlankere Beine und ganz allgemein Kurven an den richtigen Stellen. Ich zeige Ihnen zwar nicht, wie Sie an Bauch oder Oberschenkeln gezielt Fett verlieren können, denn das ist nicht möglich, aber Sie lernen, wie Sie Ihrem Körperfett insgesamt den Kampf ansagen und es langfristig reduzieren können.

Wir wissen alle, dass Männer und Frauen sich in vielerlei Hinsicht unterscheiden. Zwar sind die

Muskeln von Frauen aus den gleichen Muskelfasern aufgebaut wie die von Männern und auch die Fettzellen sind bei beiden Geschlechtern gleich. Unterschiedlich aber sind die Hormone. Der höhere Testosteronwert des Mannes erlaubt es ihm, mehr Muskelmasse aufzubauen. Ohne dieses hohe Testosteronlevel ist es überhaupt nicht möglich, sich Muskelberge anzutrainieren. Darum müssen Sie sich als Frau daher keine Sorgen machen. Was Sie aber von diesem Trainingsprogramm erwarten dürfen, ist ein Zuwachs an Kraft, der Ihnen einen schlanken, athletischen Körper verleiht. Sie werden entdecken, dass eine Athletin in Ihnen steckt. Indem Sie sich immer neuen Herausforderungen stellen, wachsen Sie mit den Aufgaben und übertreffen schließlich voller Stolz Ihre eigenen Erwartungen. Sie werden die Ruhe, Kraft und Schönheit erleben, die mit einem trainierten Körper einhergehen.

Wer physisch stark ist, kommt nicht nur besser klar mit den alltäglichen Herausforderungen, sondern mit sich selbst. Der Stolz auf einen gut trainierten Körper und dessen Beherrschung sind eine wichtige Basis des Selbstvertrauens. Wenn Sie dieses Trainingsprogramm absolvieren, werden Sie nie wieder andere um Hilfe bitten müssen, weil es Ihnen an Kraft oder Ausdauerfähigkeit fehlt. Sie werden so fit sein, dass Sie mit allen körperlichen Herausforderungen selbst fertig werden. Sie müssen sich dann nicht mehr fragen, ob Sie etwas tun *können*, sondern nur noch, ob Sie es tun *wollen*.

Das einzige »Gerät«, das Sie brauchen, um die beste Form Ihres Lebens zu erlangen, ist Ihr eigener Körper. Dieses Buch ist die Gebrauchsanweisung für dieses Gerät. Sehen Sie es einmal so: Jahrtausendelang sind die fitten und durchtrainierten Frauen dieser Welt – von den weiblichen Athletinnen im antiken Griechenland bis zu frühen Soldatinnen der Neuzeit – ohne Fitnesscenter oder Hanteln ausgekommen. Egal ob Mann oder Frau – der Mensch benötigt keine Maschinen, Cardiogeräte oder Gewichte, um fit zu bleiben. Befreien Sie sich also von dem Gedanken, Sie bräuchten Trainer oder irgendwelche Apparate. Das sind alles nur Krücken, die echten Fortschritt eher behindern.

Dieses Buch hilft Ihnen nicht dabei, in einem Fitnessstudio zurechtzukommen. Es hilft Ihnen, in Ihrem Leben zurechtzukommen. Sie werden Ihren Körper einsetzen, um den Körper zu formen, von dem Sie träumen. Dabei erfordert das Programm nur wenig Zeit, denn Sie sparen sich den Weg ins Fitnessstudio und wieder nach Hause, und es kann selbst in den straffsten Tagesablauf eingebaut werden. Mit einem Minimum an Zeit und Aufwand erzielen Sie ein Maximum an Ergebnissen.

In diesem Buch geht es um Sie. Ab jetzt sind Sie der Boss, Sie bestimmen Ihr Schicksal und sind dabei von nichts und niemandem abhängig. Sie brauchen kein Fitnessstudio, keinen Trainer, keine Maschinen, keine Hanteln oder verschwitzten Hantelbänke, keine Yogamatten, laute Musik oder Werbesendungen, auch Trainingspartner brauchen Sie nicht. Sie können direkt loslegen.

Nun geht es darum, dass Sie schlanker, kräftiger, selbstbewusster und energiegeladener werden. Dass Sie sich Ihren Traumkörper erarbeiten und dieses Ziel nicht nur schneller denn je, sondern auch mit dauerhaftem Erfolg erreichen.

Ich biete Ihnen alles, was einen tollen Körper ausmacht: einen flacheren Bauch, straffe Oberschenkel und einen knackigen Hintern, kräftige Arme und wohldefinierte Schultern, eine Brustmuskulatur, die den Busen anhebt, einen Rücken, der sich im Abendkleid sehen lassen kann, und Beine, die in Shorts eine gute Figur machen. Niemandem um Sie herum, ob Mann oder Frau, werden diese Veränderungen verborgen bleiben: Sie werden so stark wirken, wie Sie sich fühlen.

Ich biete Ihnen nichts, was Sie nicht unbedingt brauchen, um toll auszusehen und sich genauso zu fühlen. Dieses Buch ist vollgepackt mit notwendigen Informationen und frei von unnötigem Schnickschnack oder Geschwätz. Ich möchte, dass Sie Ihre Trainingszeit so effizient wie möglich nutzen können und mehr Freiraum für andere Aktivitäten haben.

Gut auszusehen und körperlich in Form zu sein, ist eigentlich gar kein so mysteriöses, kompliziertes Unterfangen. Selbst ein Profiathlet zu werden, ist überraschend einfach: Täglich einige Minuten Krafttraining und ein solides Grundlagenwissen im Bereich der Ernährung bringt Sie ans Ziel Ihrer Träume. Wenn Sie mir diese paar Minuten einräumen, zeige ich Ihnen, was zu tun ist. Und wenn Sie mir noch etwas mehr Zeit geben, erkläre ich Ihnen außerdem, wie Sie in Ihrer Ernährung die richtigen Entscheidungen treffen.

Dabei geht es nicht nur um Ihr Aussehen, sondern schlicht um Ihr Überleben. Es ist eine unwiderlegbare Tatsache, dass unfitte Menschen viel häufiger von Zivilisationskrankheiten wie Osteoporose, Arthrose oder schweren Herzerkrankungen betroffen sind. Bewegungsmangel ist die Ursache für ein Drittel aller Todesfälle infolge von Diabetes, Dickdarmkrebs und Herzerkrankungen. Wir trainieren also, um zu leben. Das Leben ist der ultimative Sport und wir müssen uns dem Leben stellen, wie ein Athlet es tun würde.

Auch wenn das Herumtragen von Einkaufstaschen die einzige Art der körperlichen Bewegung ist, die Sie in den letzten Jahren praktiziert haben, können Sie jetzt schon mal all Ihre alten Vorstellungen über Bord werfen und sich auf totale sportliche Unabhängigkeit vorbereiten: Sie werden Ihrem weiblichen Körper völlig neue Fähigkeiten verleihen. Sie werden Muskeln benutzen, die Sie noch gar nicht kannten, und zu ungeahnter Stärke finden.

Es mag abgedroschen klingen, aber ich denke, jeder Mensch besitzt sowohl eine innere als auch eine äußere Schönheit und es gibt eigentlich keine schönen oder hässlichen Menschen. Es gibt nur fitte und unfitte Menschen. Wer unfit ist, sieht auch nicht gut aus, aber wer fit ist, ist immer auch auf seine Weise schön.

Ob ich ein Gruppentraining oder eine Mission geleitet, an einem Wettkampf im Thaiboxen teilgenommen habe oder in einem meiner wenigen Urlaube durch die Welt gereist bin, ob ich Verwandte auf den Philippinen besuchte oder in Deutschland, wo ich übrigens die ersten neun Jahre meines Lebens verbracht habe, ob ich im Mittleren Osten oder Asien mit dem Militär unterwegs war – ich bin Menschen unterschiedlichster Herkunft und Erscheinung begegnet. Und eigentlich war jeder Menschenschlag, der mir begegnet ist, auf seine Weise hübsch.

Was ich allerdings nicht als hübsch betrachte, sind Frauen aus der Werbung, die das typische westliche Schönheitsideal – groß, spindeldürr und zumeist weiß – verkörpern. Es ist traurig und regt mich auf, wie viele eigentlich gut aussehende Frauen alles daransetzen, diesem zweifelhaften, von der Industrie vorgegebenen Vorbild nachzueifern. Dabei haben Models von Natur aus einen Körperbau, den nun mal nur die allerwenigsten Frauen auf diesem Planeten haben: Sie sind sehr dünn, groß und in aller Regel noch sehr jung. Kaum eine kann diesen Körper ohne entsprechendes Training und Ernährung bis in die 30er, 40er oder sogar noch länger halten. Dennoch werden Frauen von Kindesbeinen an dazu angehalten, diesem Ideal zu entsprechen, das extrem schwierig, wenn nicht sogar unmöglich zu erreichen ist.

Aber es ist nicht nur unerreichbar, sondern auch extrem ungesund, eine solche Figur über einen längeren Zeitraum zu erhalten. Diese Models sind mitnichten athletisch, sondern einfach nur dürr und Frauen, die solchen Vorbildern nacheifern, versuchen, ihre Traumfigur durch schieres Abnehmen zu erreichen. Sie essen zu wenig und wollen mit Ausdauertraining zusätzliche Kalorien verbrennen. Dies ist mit ein Grund dafür, dass ineffizientes Fitnesstraining, insbesondere aerobes Ausdauertraining, und Diäten bei Frauen so weit verbreitet sind. Viele Medien setzen bis zum heutigen Tag auf solch ausgehungerte Frauen, doch es gibt auch einen Lichtstreifen am Horizont: Mehr und mehr erscheinen auch athletisch aussehende Frauen auf der Leinwand und es scheint, als würde unsere Kultur langsam auch an der sportlichen, starken Frau Gefallen finden. Nicht nur Männer dürfen stark sein, Frauen auch. Endlich ist echte Schönheit gefragt.

Die gute Nachricht ist: Egal wie groß, wie alt und wie schwer Sie sind, welche Hautfarbe und welchen Knochenbau Sie haben – wenn Sie trainieren, bringen Sie Ihre natürliche Schönheit zur Geltung. Zeigen Sie sie! Seien Sie stark. Seien Sie selbstbewusst, Seien Sie Sie selbst.

Dieses Buch ist keine Revolution, es ist eine Evolution. Seit Beginn der Zivilisation sind unsere Unterkünfte immer größer, sicherer und robuster geworden. Gleichzeitig wurden unsere Körper schwächer und schwächer. Wir sind auf der Leiter der Evolution nicht nur rückwärtsgegangen, sondern förmlich heruntergefallen und auf dem weichen Sofa, auf Bürostühlen und Hantelbänken gelandet. Mit diesem Buch gelangen Sie nicht nur zurück auf die Leiter, sondern beginnen auch, langsam, aber sicher wieder nach oben zu steigen.

Wir müssen den starken, kräftigen Körper der Urmenschen wiedererlangen, und das schaffen wir nur, indem wir der ganzen modernen Technologie abschwören, mit der heutige Fitnesscenter ausgestattet sind und die Frauen in Cyborgs verwandelt. Nicht verwerfen sollten wir hingegen die jahrtausendelange Erfahrung und alles sportwissenschaftliche Wissen, das uns heute verfügbar ist. Dieses habe ich in diesem Buch zusammengefasst und in ein schnelles, umfassendes und leicht verständliches Trainingsprogramm umgemünzt.

Es kann losgehen.

TEIL 1

DER PERFEKTE BODY KRÄFTIG UND SCHLANK

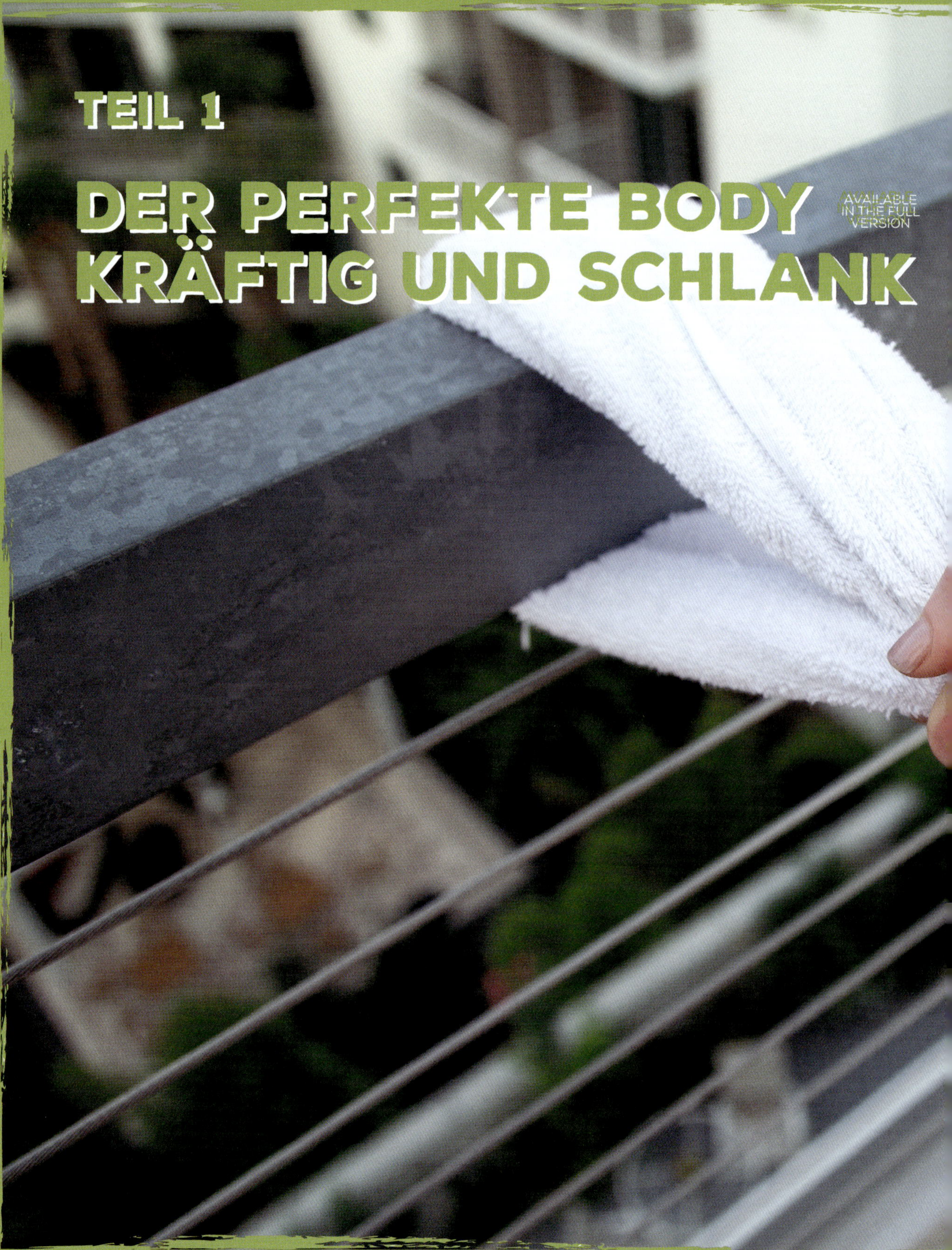

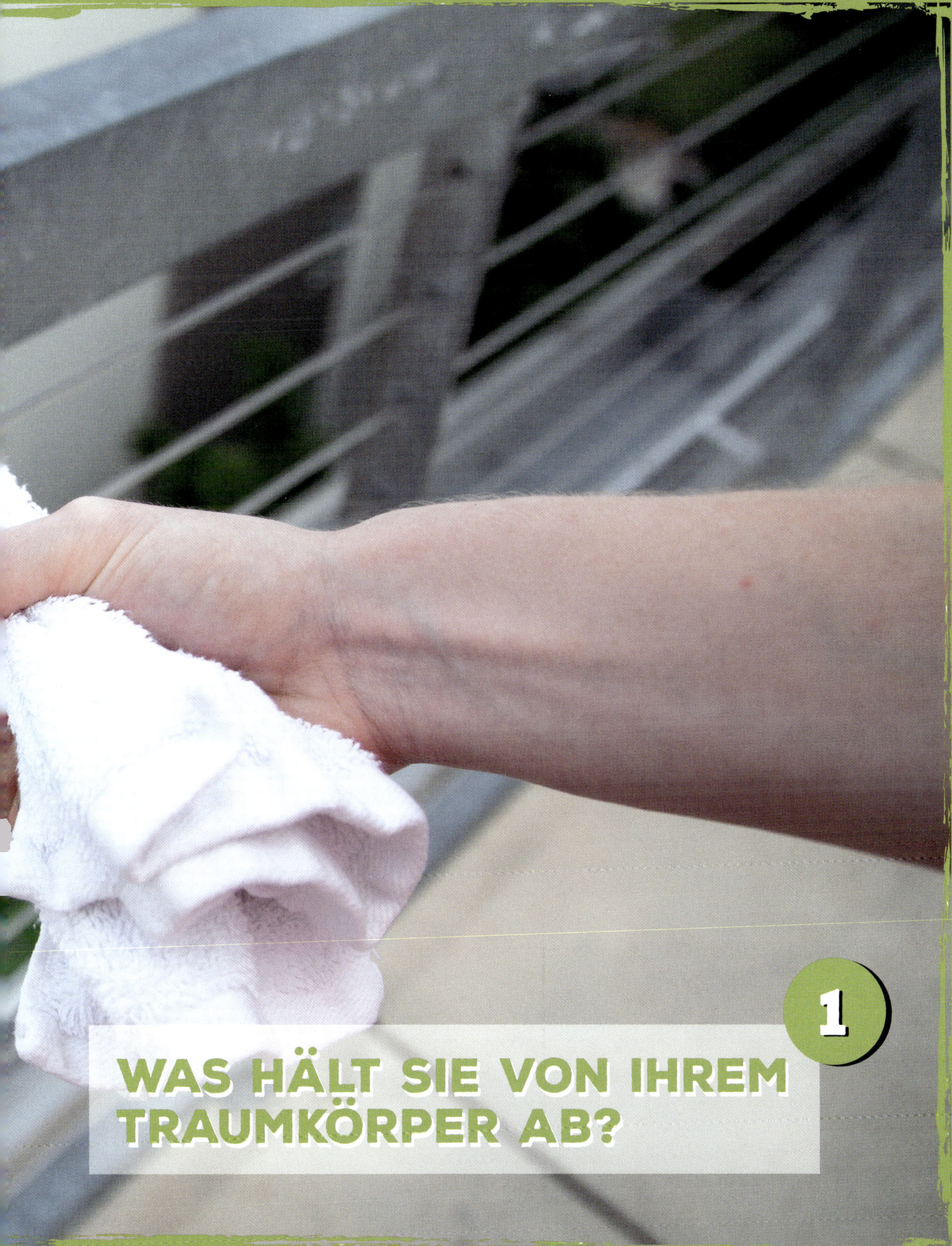

1

WAS HÄLT SIE VON IHREM TRAUMKÖRPER AB?

Wann immer ich mich mit Frauen über ihre sportlichen Ziele und ihr Training unterhalte, kommt das gleiche Hindernis zum Vorschein: Die meisten schrecken davor zurück, sich auf ihr eigenes Wohlergehen zu konzentrieren. Heutzutage sind Frauen beschäftigter als je zuvor. Sie wollen Karriere machen und/oder opfern sich für ihre Familie auf. Oft widmen sie sich so sehr allen anderen, dass für sie selbst keine Zeit bleibt. Auf diese Weise machen sie das Leben der anderen unter Umständen aber gar nicht leichter, sondern im Gegenteil sogar noch schwieriger. Schauen Sie sich einfach mal die langfristigen Folgen an: Wer nicht früh auf seine Gesundheit achtet, muss vielleicht eines Tages im Krankenhaus besucht werden, ist möglicherweise sogar auf einen Rollstuhl angewiesen. Wenn Sie sich auf eigene Kosten nur um andere kümmern, dann verlieren am Ende beide Seiten. Zuerst opfern Sie sich für Ihre Familie auf, und wenn Sie dann krank oder hilfsbedürftig sind, muss sich die Familie für Sie aufopfern. Dies fällt vermutlich genau in die Zeit, in der Ihre Kinder sich eigentlich um die nächste Generation kümmern wollten. Das kann nicht der Sinn der Sache sein.

Natürlich gibt es keinen sprichwörtlichen Jungbrunnen, doch regelmäßiges sportliches Training kommt diesem Effekt am nächsten. Wenn Sie jetzt schlanker, fitter und stärker werden, legen Sie damit den Grundstein für eine schönere, bessere Zukunft. Wenn Ihnen Ihre Familie am Herzen liegt, *dann kümmern Sie sich um sich selbst.*

Vielleicht treiben Sie ja bereits Sport, gehen regelmäßig ins Fitnessstudio und besuchen die dort angebotenen Kurse. Doch haben Sie damit wirklich Erfolg? Sind Sie in der besten Form Ihres Lebens? Fühlen Sie sich energiegeladen und wohl in Ihrer Haut? Ich bezweifle es.

Im Jahr 2011 haben die Amerikaner über 20 Milliarden Dollar für Mitgliedsbeiträge in Fitnessstudios ausgegeben und ich möchte mal behaupten, dass da mit klugen Marketingstrategien den Menschen das Geld aus der Tasche gezogen wird. Die Mitgliedszahlen in Fitnessstudios sind heute doppelt so hoch wie vor 20 Jahren und gleichzeitig steigt die Zahl der Übergewichtigen in schwindelnde Höhe. Das bedeutet doch, dass der Fitnessboom nicht wirklich funktioniert.

Zum einen liegt das wohl an den Übungen, die man den Trainierenden in einem Fitnessstudio anbietet (hierzu an späterer Stelle mehr), zum anderen finde ich, dass die soziale Ader von Frauen ausgenutzt wird, indem sie in Gruppenkurse gelockt werden. Statt dass sie ihre

HOOYA! Kinder sollten keine Entschuldigung dafür sein, keinen Sport zu treiben. Stattdessen sollten sie sogar die Hauptmotivation dafür darstellen, Sport zu treiben, fit und gesund zu bleiben. Das schulden Sie sowohl Ihren Nächsten als auch sich selbst. Auf lange Sicht erleichtern Sie sich und Ihren Kindern das Leben, wenn Sie Sport treiben. Gehen Sie mit gutem Beispiel voran.

private Zeit für echte soziale Interaktion nutzen, schwitzen sie dort gemeinsam in Lycraklamotten bei überlauter Technomusik und sind einem Kursleiter ausgesetzt, der ständig künstliche Durchhalteparolen herunterleiert.

Natürlich können Aktivitäten in einer Gruppe auch Spaß machen, aber es gibt viel schönere Möglichkeiten, etwas gemeinsam mit Freunden zu unternehmen, als in einem stinkenden Fitnesscenter herumzuhoppeln. Und warum sollten Sie Ihren ganzen Tagesablauf nach den angebotenen Kurszeiten im Studio ausrichten, anstatt zu trainieren, wann es *Ihnen* passt? Warum müssen Sie sich das Gedudel im Studio anhören, statt Ihre eigene Musik abzuspielen? Und weshalb sollen Sie Geld für ein wenig Aufmunterung bezahlen, wenn Sie echte Trainingsergebnisse umsonst bekommen können? Sie brauchen keine Unterstützung von einer Gruppe, Ihr eigener Körper ist Unterstützung genug.

Der Mythos von der Effizienz des Ausdauertrainings

Warum mühen sich eigentlich immer noch massenhaft Leute mit Aerobic-Kursen, Spinning-Stunden oder anderen Ausdaueraktivitäten ab? Weil sie glauben, dass sie damit viele Kalorien verbrennen würden. Doch hier ist die traurige Wahrheit: Wenn Sie morgens eine Latte macchiato mit Vollfettmilch und Zucker trinken, haben Sie genauso viele Kalorien aufgenommen, wie Sie mit einem durchschnittlichen Ausdauertraining verbrennen: Bei 45 Minuten Trainingszeit verbrennen Sie nämlich nur ungefähr 200 Kalorien.

Ausdauertraining muss unter dem Aspekt des Gewichtsverlusts als Zeitverschwendung angesehen werden. Der Trainierende bleibt schwach und sieht weiterhin wabbelig aus, denn es wird *keine Muskulatur aufgebaut*. Im Gegenteil, es kann sogar zu einem Verlust von Muskulatur kommen, da der Körper zwangsläufig abbaut, was nicht benutzt wird. Und wenn Sie nur Ausdauertraining absolvieren, kommt der größte Teil Ihrer Muskulatur gar nicht zum Einsatz. Kurz und gut, wenn Sie schlanker werden wollen, müssen Sie Muskulatur aufbauen.

Richten Sie Ihre Aufmerksamkeit nicht allein auf den Kalorienverbrauch, der *während* des Trainings stattfindet. Viel wichtiger ist nämlich der Kalorienumsatz oder Grundumsatz im Laufe des gesamten Tages. Dieser steigt, wenn mehr Muskelmasse zu versorgen ist. Wer über mehr Muskelmasse verfügt, verbrennt

HOOYA! Es ist Zeit, umzudenken. Werfen Sie Ihre Vorstellungen von »Frauenfitness« über Bord. Vergessen Sie Gewichte, Maschinen, Laufbänder und sonstige Cardiogeräte und haken Sie Ihre Fitnesskurse ab. Lassen Sie sich nicht von den leeren Versprechungen dummer Frauenmagazine einlullen. Sie sollten Ihre Zeit und Ihr Geld nicht mehr für sinnlose Geräte und Mitgliedsbeiträge verschwenden. Das einzige Fitnessgerät, das Sie brauchen, haben Sie stets mit dabei: Ihren eigenen Körper.

24 Stunden lang – auch während der Nachtruhe – mehr Kalorien.

Stellen Sie sich Ihre Muskulatur wie einen Motor vor, der sowohl beim Fahren als auch im Leerlauf Benzin verbraucht. Ein Pfund Muskeln benötigt bei kompletter Ruhe 10 Kalorien pro Tag. Das entspricht 3650 Kalorien pro Jahr. Ein Pfund Fett dagegen verbraucht nur 3500 Kalorien. Wenn Sie also Ihren Kalorienverbrauch erhöhen wollen, müssen Sie sich einen stärkeren Motor zulegen: Sie müssen Muskelmasse aufbauen.

Ausdauertraining ist nicht nur im Hinblick auf Körperzusammensetzung und allgemeine Fitness ineffektiv, es birgt außerdem ein größeres Verletzungsrisiko als gemeinhin angenommen. Die sich ständig wiederholenden gleichartigen Bewegungen bedeuten eine einseitige Belastung der Gelenke, die mit der Zeit zu einer akuten oder chronischen Verletzung führen kann.

Natürlich gibt es auch Sportler mit günstigen genetischen Voraussetzungen, die jahrzehntelang intensiv laufen, Rad fahren oder herumspringen können, ohne sich dabei zu verletzen, doch sie sind in der Minderheit. Jedem dieser Erfolgsbeispiele stehen sehr viel mehr Fälle von Leuten gegenüber, die ihr monotones, einseitiges Training – vornübergebeugt über dem Fahrradlenker oder den Asphalt entlangtrabend – mit einem späteren Mobilitätsverlust bezahlen müssen.

Jedes Mal, wenn mir ein Sportler begegnet, der trotz unzureichender Stabilität, Kraft und Mobilität mit Laufen in Form zu kommen versucht, zucke ich zusammen. Wenn die großen Gelenke im Körper die Bewegungsabläufe beim Laufen oder im Aerobic-Kurs nicht koordiniert gestalten können, sind Verletzungen vorprogrammiert.

Der Mythos der »Fettverbrennungszone«

Vielleicht haben Sie auch schon einmal auf einem Laufband, einem Crosstrainer oder einem Spinning-Rad trainiert, dessen Anzeigetafel Sie dazu aufforderte, sich in der

HOOYA! Unser Körper passt sich laufend an äußere Reize und Belastungen an, und eine physische Aufgabe, die anfangs noch schwierig und anstrengend war, fällt bald leichter und kostet weniger Energie, weil sich die Muskeln an das Bewegungsmuster gewöhnt haben und effektiver zusammenarbeiten. Wenn Sie die Intensität nicht stetig erhöhen, geht auch der Kalorienverbrauch zurück. Dies erklärt, warum viele Aerobic-Instruktorinnen gar nicht so schlank sind, wie man vermuten könnte: Obwohl sie regelmäßig relativ intensive und anstrengende Kurse geben, verbraucht ihr Körper nicht viele Kalorien, denn die immer wieder ausgeführten Bewegungen sind automatisiert und kosten nur noch wenig Energie. Das Gleiche gilt für gleichförmiges Ausdauertraining. Wer tagein, tagaus mit gleich bleibender Intensität läuft oder Rad fährt, erzielt schon bald keinerlei Fortschritte mehr.

HOOYA! Ausdauersportler, die ohne zusätzliches Krafttraining eine sehr schlanke und austrainierte Figur haben, haben einen auf Hochtouren arbeitenden Stoffwechsel oder/und eine durchdachte Ernährung. Otto Normalverbraucher wird mit Ausdauertraining kurzfristig nur wenig bewirken und sich langfristig eher schaden.

optimalen »Fettverbrennungszone« zu bewegen. Als Fettverbrennungszone wird eine bestimmte Trainingsintensität bezeichnet, die bei den meisten Sportlern zwischen 120 und 140 Herzschlägen pro Minute liegt. Dahinter steckt die Idee, dass in diesem mittleren Intensitätsbereich verhältnismäßig viel Fett verbrannt wird, während bei einer höheren Intensität vermehrt Kohlenhydrate oder später sogar Phosphate eingesetzt werden.

Das klingt auf den ersten Blick gut, was bei dieser Theorie aber nicht bedacht wird, ist die Tatsache, dass der Stoffwechsel nach dem Training direkt wieder heruntergefahren wird, da die Trainingsintensität so niedrig war. Wer dagegen mit höherer Intensität trainiert, dessen Stoffwechsel arbeitet auch noch Stunden nach dem Training auf Hochtouren, um die verbrauchten Kohlenhydrate und Phosphate wieder aufzufüllen, Muskeln neu zu bilden, die Gelenke zu verstärken und die Knochendichte zu erhöhen. All diese positiven Effekte eines intensiveren Trainings bleiben aus, wenn Sie in der »Fettverbrennungszone« trainieren. Die Menge an Fett, die Sie während dieser relativ kurzen Trainingszeit verbrennen, ist so verschwindend gering, dass diese Trainingsform mitnichten als effektiv bezeichnet werden kann.

Wer nur mit Lauftraining Gewicht verlieren will, muss hart trainieren, und ich kann Ihnen aus jahrelanger Erfahrung versichern, dass das ein sehr harter Weg ist, abzunehmen. Fragen Sie einmal die Combat-Control-Soldaten, die ich ausgebildet habe. Man kann mit Laufen ein paar Pfunde verlieren, aber es ist äußerst ineffizient, dies zu tun, und man muss sich dazu weit oberhalb der Fettverbrennungszone bewegen.

Bewegung bei 120 bis 140 Herzschlägen pro Minute ist eigentlich nur sinnvoll, wenn Sie sich aufwärmen oder wenn Sie sich zwischen zwei Krafttrainingstagen aktiv regenerieren wollen. Auch für Ausdauersportler, die an ihrer Bewegungseffizienz und -qualität arbeiten wollen, ist diese Trainingsintensität angemessen.

HOOYA! Ausdauertraining im niedrigen Intensitätsbereich baut keine Muskulatur auf. Schlimmstenfalls baut es sogar Muskulatur ab, wenn nämlich bestimmte Muskeln überlastet werden. Nur intensives Training baut Muskulatur auf und erhöht Ihre Stoffwechselrate.

Der Mythos des Gerätetrainings

Sie sind kein Roboter! Sie brauchen keine Maschinen, an denen Sie Ihre Muskeln auf einer festgelegten Bahn bewegen. Krafttraining hat nicht nur das Ziel, Kraft, Ausdauer und Körperzusammensetzung zu verbessern, sondern soll sich darüber hinaus auch positiv auf die Stabilität, Koordination und Bewegungsabläufe auswirken. Wer an einem Gerät trainiert, das die Bewegung auf den Millimeter genau vorgibt, wird sich in diesen essenziellen Eigenschaften nicht weiterentwickeln.

Viele Kraftgeräte sind auch auf relativ große, kräftige Männer ausgerichtet und eignen sich weniger gut für Frauen. Oft beginnen die Übungen in einer riskanten Position. Nehmen wir beispielsweise die Butterfly-Maschine oder die Bizepscurl-Bank: An beiden Maschinen beginnt das Training mit einem isolierten, komplett durchgestreckten Muskel und folgt dann einem festen Bewegungsablauf, der in unserem Alltag gar nicht vorkommt. Das bedeutet ein hohes Risiko für Verletzungen – insbesondere, wenn viel Gewicht aufgelegt wird. Der Körper funktioniert dann nämlich nicht als ein flexibles Ganzes, sondern muss ineffektive Bewegungsmuster anwenden, was ihn anfällig für Verletzungen macht.

Der Mythos von gezieltem Problemzonentraining und hohen Wiederholungszahlen

Viele Frauen trainieren isoliert bestimmte Muskeln an Geräten, um damit ihre Problemzonen wie Bauch, Beine oder Po zu bearbeiten. Das funktioniert nicht. Sie legen außerdem wenig Gewicht auf und absolvieren hohe Wiederholungszahlen, weil sie vermeiden wollen, dass sie durch hochintensives Training mit geringer Wiederholungszahl Muskelberge wie ein Kerl entwickeln. Auch das wird nicht passieren. Manche Frauen, mit denen ich gesprochen habe, befürchten sogar, dass einmal aufgebaute Muskulatur sich sofort in schwabbeliges Fett umwandelt, wenn sie aufhören zu trainieren. Oh je.

Aber beginnen wir mit der letzten Irrmeinung: Fettzellen und Muskelzellen haben sehr unterschiedliche Wirkungsweisen und Funktionen. Fettzellen können sich nicht in Muskelzellen verwandeln und umgekehrt. Wenn ein ehemals schlanker, durchtrainierter Mensch eines Tages wabbelig und übergewichtig ist, dann liegt das daran, dass er über einen längeren Zeitraum mehr Kalorien aufgenommen als verbraucht hat. Mit anderen Worten: Es wurde zu viel oder das Falsche gegessen. Ein weiterer Faktor für die Veränderung der Körperzusammensetzung kann eine reduzierte Stoffwechselrate als Folge von Muskelabbau sein. Wer seine Muskulatur nicht trainiert, baut Muskeln ab, und wer Muskeln abbaut, dessen Grundumsatz geht zurück.

Muskeln wandeln sich also mitnichten in Fett um. Stattdessen wird Muskelmasse abgebaut und gleichzeitig Fett aufgebaut. Wenn ein übergewichtiger Mensch auf einmal schlank und fit wird, hat er mehr Kalorien verbrannt als aufgenommen und zusätzlich Muskulatur aufgebaut.

Die anderen drei weit verbreiteten Missverständnisse lauten: Problemzonentraining, Isolationsübungen und Figurformung. Lassen Sie mich auch damit aufräumen.

HOOYA! Fettabbau passiert nicht isoliert. Wenn Sie bestimmte Stellen Ihres Körpers straffen wollen, müssen Sie Ihren Körperfettanteil insgesamt reduzieren und verlieren infolgedessen auch an diesen Stellen Fett. Erst wenn Sie das Körperfett reduziert haben, werden die Effekte von gezielten Kraftübungen zum Vorschein kommen und Oberschenkel, Oberarme, Bauch etc. sich fester anfühlen.

Problemzonentraining, Isolationsübungen und Figurformung

Jedes Mal, wenn ich an einem Flughafenkiosk durch die Zeitschriften blättere, staune ich aufs Neue, dass sowohl Frauen- als auch Herrenmagazine immer wieder neue Bauchübungen hervorzaubern, die angeblich das begehrte Sixpack am Bauch entstehen lassen.

Solche Behauptungen entbehren jeglicher wissenschaftlichen Grundlage. Es funktioniert einfach nicht, mit gezieltem, isoliertem Krafttraining Muskeln an genau der gewünschten Stelle sprießen zu lassen. Genauso wie die Werbesendungen, die versprechen, dass mit Geräten wie dem *Thigh-Master* oder dem *Ab-King-Pro* gezielt Muskulatur aufgebaut werden könnte, sind auch solche Wunderübungen ein dummer Werbetrick. Wer Ihnen verspricht, dass Sie beim Kauf eines solchen Gerätes schon bald aussehen wie das Model, das die Übungen vorführt, dann lassen Sie sich zum Narren halten. Mit solchen Geräten oder auch mit Variationen von Crunches wird Ihr Bauch nicht straffer und Ihr Po nicht kleiner und wer Hunderte Male kleine Kurzhanteln hinter den Kopf schwingt, bekommt davon keine strafferen Oberarme.

Es ist schlicht unmöglich, an bestimmten Stellen gezielt Fett »wegzutrainieren«. Sie können Ihren Körperfettanteil nur als Ganzes reduzieren, doch wenn Sie das schaffen, sieht Ihr ganzer Körper fit und durchtrainiert aus.

Wenn weniger Kalorien aufgenommen als verbraucht werden, entsteht eine negative Kalorienbilanz. Um die Körperfunktionen trotzdem weiterhin aufrechtzuerhalten, bedient sich der Körper eigener Fettreserven. Es kommt im ganzen Körper zu einer Serie chemischer Reaktionen im Gewebe. Wo genau der Großteil dieser chemischen Reaktionen stattfindet, kann genauso wenig beeinflusst werden, wie Sie bestimmen können, an welchen Körperstellen Sie vermehrt Fett einlagern. Allerdings kann gesagt werden, dass die Bereiche, in denen Sie vorzugsweise Fett einlagern – etwa Hüfte, Gesäß und Oberschenkel –, auch am meisten Fett verlieren können.

Während Fetteinlagerung und Fettverlust am ganzen Körper stattfinden, erfolgt Muskelwachstum nur dort, wo Muskeln trainiert werden. Dabei ist die Form, die der einzelne Muskel annimmt, weitgehend genetisch bestimmt, also nicht durch das Training beeinflussbar. (Es gibt allerdings Körperteile, die wir uns fälschlicherweise als einzelne Muskeln vorstellen, obwohl sie in der Tat Muskelgruppen sind. Hierzu gehören die Schultern, Oberschenkel und der Rücken. Indem wir einzelne Muskeln aus diesen Muskelgruppen gezielt ansprechen, können wir das Aussehen des gesamten Bereiches verändern.)

Anders ausgedrückt können Sie sich Körperteile aussuchen, die Sie gezielt stärken wollen. Wenn Sie entsprechend intensiv trainieren, dann unterstützt Ihre Anstrengung den allgemeinen Fettabbau. Während also isolierte einarmige Übungen nicht viel gegen den Wabbel unter den Oberarmen anrichten können, führen anstrengende, intensive Übungen quasi als Nebenprodukt zu kräftigeren Armen und eben auch zu Fettabbau.

Wollen Sie ein straffes Gesäß haben, dann müssen Sie natürlich Übungen für den großen Gesäßmuskel (Gluteus) machen. Wenn Sie jedoch nicht gleichzeitig den gesamten Körperfettanteil reduzieren, wird Ihr Po auch mit gestärkter Muskulatur nicht knackiger aussehen.

Niedrige Wiederholungszahlen, hohe Gewichte, Muskelberge und andere Missverständnisse

Vielleicht hat man Ihnen gesagt, dass intensives Training mit niedrigen Wiederholungszahlen riesige Muskelberge hervorruft und im Gegenzug viele Wiederholungen mit niedrigem Gewicht schlanke Muskeln wachsen lassen. Das ist nicht der Fall. Ich verweise hierzu auf das bereits Erwähnte über die gezielte Straffung einzelner Muskel.

Mit meinem Kraftprogramm werden Sie schlanker, nicht voluminöser, denn der Aufbau magerer Muskelmasse wird den Stoffwechsel anregen und in der Folge zu einer Fettreduktion am ganzen Körper führen. Gleichwohl erzählen mir Frauen aus der ganzen Welt, dass sie nicht zu muskulös werden wollen. Manche von ihnen haben mit Krafttraining begonnen, waren dann aber aufgrund ihres anfänglichen Muskelzuwachses abgeschreckt und gaben schnell wieder auf.

Lassen Sie mich hierzu erst einmal sagen, dass Frauen und Männer, die auf höchstem Niveau Bodybuilding betreiben (und wahrscheinlich auch einige der kräftigsten Exemplare in Ihrem Fitnesscenter), durch die Bank Steroide und andere verbotene Substanzen einnehmen. Ohne harte Drogen ist der menschliche Körper überhaupt nicht in der Lage, solche Muskelberge zu produzieren.

Wer mit dem Krafttraining beginnt, macht anfangs gute und sichtbare Fortschritte, doch nach einigen Wochen passt sich der Körper den neuen Reizen an und das Muskelwachstum verlangsamt sich.

Wenn eine Frau beim Krafttraining ausgezeichneten Erfolg hat, legt sie in den ersten drei Monaten vielleicht ein halbes Kilo Muskelmasse pro Monat zu. Wenn sie sich gut ernährt, verliert sie, abhängig von ihrer sportlichen Form, im gleichen Zeitraum vielleicht drei bis acht Kilogramm Fett. Nach dieser Zeit geht der Muskelaufbau aber zurück. Frauen haben nun mal nicht die genetischen Voraussetzungen, um ein solches Muskelwachstum aufrechtzuerhalten (und Männer auch nicht). Während der anfängliche Muskelaufbau Ihnen auch in der Folgezeit hilft, kontinuierlich Fett abzubauen, führt das Körpergewichtstraining nicht zu einer weiteren Zunahme an Muskelmasse (abgesehen davon, dass schöne, natürliche Kurven entstehen).

Es ist wichtig, dass Sie den von den Medien verbreiteten Irrglauben über Krafttraining durchschauen. Männer, die Krafttraining machen und keine illegalen Substanzen einnehmen, feiern jeden Millimeter neu gewonnenen Muskel, denn sie wissen, wie schwer es ist, sichtbare Muskulatur aufzubauen. Für Frauen ist das noch viel schwieriger, denn ihr niedrigeres Testosteronlevel lässt es nicht zu, dass sie stetig an Muskelmasse zulegen.

Und was hat es mit den Wiederholungszahlen auf sich? Weder ein einzelner Muskel noch der Körper als Ganzes wird definierter, wenn Sie hohe statt niedrige Wiederholungszahlen trainieren. Wer viele Wiederholungen mit niedrigem Gewicht und niedriger Intensität ausführt, bildet nämlich nur die schwächeren, langsam kontrahierenden Muskelfasern aus, lässt aber die starken, schnell kontrahierenden Muskelfasern unbeansprucht. Der Muskeltonus wird dabei aufgrund der niedrigen Intensität kaum erhöht. Außerdem wird auch der Stoffwechsel nicht angekurbelt und es kommt nicht zu einer vermehrten Fettverbrennung.

Viele Männer neigen dazu, hohe Gewichte aufzulegen, und vernachlässigen dabei die Bewegungsausführung. Frauen hingegen führen ihre Übungen meist sehr genau aus, fordern sich aber in Sachen Intensität zu wenig heraus.

Noch einmal: Die Größe eines Muskels und die Dicke der Fettschicht, die ihn überlagert, entscheiden darüber, wie straff und definiert er aussieht. Für ein durchtrainiertes, schlankes Erscheinungsbild müssen wir Muskel aufbauen und Fett abbauen. Hierfür sind intensives Krafttraining mit etwa 3 bis 12 Wiederholungen und eine vernünftige Ernährung nötig. Eine höhere Wiederholungszahl führt nicht zu höherem Kalorienverbrauch als ein Training mit niedrigen Wiederholungszahlen – im Gegenteil. Weniger intensives Training baut weniger fettverbrennende Muskulatur auf.

HOOYA! Ein durchdachtes Krafttrainingsprogramm in einem wöchentlichen Zeitumfang von nur 90 Minuten ist für alle Anfänger und sogar für die meisten Leistungssportler ausreichend, um gute Ergebnisse zu erzielen. Alle weiteren sportlichen Aktivitäten sollten im lockeren Intensitätsbereich liegen und der Regeneration dienen oder sportspezifische Fertigkeiten trainieren (wie etwa Fußballtraining, falls Sie Fußball spielen). Wer mehr trainiert als nötig, tut sich nichts Gutes: Er verlängert die Regenerationszeit und behindert damit den Leistungsfortschritt. Nicht während der Belastung wird der Körper stärker, sondern in der Erholungszeit danach. Machen Sie es sich also nicht schwerer als notwendig, trainieren Sie hart, aber mit Köpfchen. Planen Sie ausreichend Regenerationszeit ein, sodass der Körper sich an die Trainingsreize anpassen kann.

Der Mythos des geschlechtsspezifischen Krafttrainings

Beginnen wir diesen Absatz mit einer schlechten Nachricht: Das von Frauen praktizierte Krafttraining ist in aller Regel nahezu nutzlos. Sie wandern von Maschine zu Maschine, legen niedrigste Gewichte auf und absolvieren hohe Wiederholungszahlen, ohne dabei ins Schwitzen zu geraten. In den ersten Trainingsmonaten mag dies zwar gewisse Erfolge bringen, aber das würde auf fast alles außer absoluter Bettruhe zutreffen.

Ja, Männer und Frauen haben unterschiedliche Hormone und oft auch andere Trainingsziele. Doch die Methode, mit der sowohl männliche als auch weibliche Trainingsziele am effizientesten erreicht werden können, ist die gleiche. Frauen wünschen sich meist keine massiven Oberarme. Ihr Ziel ist es, die Körpermitte, also Bauch, Po und Beine, zu festigen, da sich hier in der Regel als Erstes Fettpölsterchen anlagern. Hierfür müssen Frauen allerdings genau das Gleiche tun wie Männer, die ihren Muskelquerschnitt vergrößern wollen.

Frauen besitzen von Natur aus nicht die Hormone, die es den Männern ermöglichen, reichlich Muskelmasse aufzubauen. Mit dem gleichen Training erzielen sie etwas ganz anderes: Ihr Körper sieht insgesamt fester und durchtrainierter aus. Hierfür müssen Männer wie Frauen ihre Muskeln mit immer höheren Gewichten zur Anpassung und damit zum Wachstum anregen. Es macht keinen Sinn, nur den Unterkörper zu trainieren, weil man dort Veränderungen hervorrufen will, nein, auch der Oberkörper muss mit beansprucht werden, denn die Muskulatur, die im Oberkörper aufgebaut wird, verbrennt Kalorien und trägt damit zu einem höheren Grundumsatz bei. Frauen herhören: Auch Oberkörpertraining macht den Bauch flacher und das Gesäß knackiger.

Mit dem Alter nimmt unsere Stoffwechseltätigkeit ab und gleichzeitig schwindet die Muskelmasse, wenn wir uns nicht sportlich betätigen. Dadurch verliert der Körper an Festigkeit. Ab dem 30. Lebensjahr verliert eine Frau alle zehn Jahre durchschnittlich fünf Prozent ihrer Muskulatur. Dadurch kommt es zu einer Gewichtszunahme von rund einem Kilo pro Jahr. Inaktive Frauen über 40 verlieren ihre Muskelmasse sogar doppelt so schnell wie inaktive Männer.

HOOYA! Eine schlanke Frau mit Muskeln sieht völlig anders aus als eine schlanke Frau ohne Muskeln. Letztere kann den gleichen Körperfettanteil haben wie eine wesentlich dickere Person und sieht nur deswegen dünner aus, weil ihr die Muskelmasse fehlt. In Amerika nennen wir solche Frauen *skinny fat*, also »schlank, aber schwabbelig«. Meist haben diese Frauen einen Gewichtsverlust nur durch strenge Diät und zusätzliches Ausdauertraining erzielt. Wer wirklich gut aussehen möchte, sollte nicht in erster Linie ans Abnehmen denken, sondern sich vielmehr auf eine verbesserte Körperzusammensetzung und erhöhte Leistungsfähigkeit konzentrieren.

Nun die gute Nachricht: Bereits 1,5 kg zusätzliche Muskelmasse können diesen Rückschritt aufhalten und sogar umkehren. Je älter Frauen sind, desto wichtiger ist es, mit Muskelaufbau den Kalorienbedarf zu erhöhen. Da Frauen aufgrund ihres niedrigeren Testosteronwertes nicht wie Männer in der Lage sind, ihre Muskulatur zu erhalten, ist Krafttraining für Frauen sogar noch wichtiger als für Männer.

Dabei geht es nicht nur ums Aussehen. Regelmäßiges Krafttraining hat auch einen enormen gesundheitlichen Nutzen. Es erhöht die Knochendichte (und schützt damit zum Beispiel vor Knochenbrüchen), verbessert die Belastbarkeit der Gelenke, die Koordinationsfähigkeit, Balance, Beweglichkeit und Stabilität. Es erhöht selbstverständlich die Kraft und wirkt sogar positiv auf das Herz-Kreislauf-System. Damit senkt es auch das Risiko, an Arthrose und Osteoporose zu erkranken (hiervon sind besonders Frauen gefährdet), es verhindert Übergewicht, Depression, Rückenschmerzen, Schlaflosigkeit, mangelnde Libido, Haltungsschäden, Unbeweglichkeit und vieles mehr. Außerdem wirkt es sich positiv auf die Cholesterinwerte aus und senkt den Blutzuckerspiegel. Auf diese Weise reduziert Krafttraining auch das Risiko von Herz-Kreislauf-Erkrankungen und Altersdiabetes.

Ab dem 65. Lebensjahr sind Stürze die Hauptursache dafür, dass ältere Menschen sich nicht mehr allein versorgen können und in einem Altenheim untergebracht werden müssen. Wenn die Kraft schwindet, nimmt auch die Stabilität ab, wodurch die Sturzgefahr sich erhöht, und die Folgen eines Sturzes sind bei schwächlichen Menschen umso schlimmer.

Natürlich ist Prävention der beste Schutz, sodass bereits junge Menschen mit Krafttraining beginnen sollten. Aber Sie sind niemals zu alt, um das Rad zurückzudrehen. Selbst 70- oder 80-jährige Frauen können mit Körpergewichtstraining an Kraft zurückgewinnen.

Wer seine Lebensqualität im Alter erhalten möchte, braucht nichts so dringend wie Kraft. Kräftig zu sein bedeutet, das Leben meistern zu können. Krafttraining mit dem eigenen Körpergewicht ist effektiv, aerobes Ausdauertraining nicht.

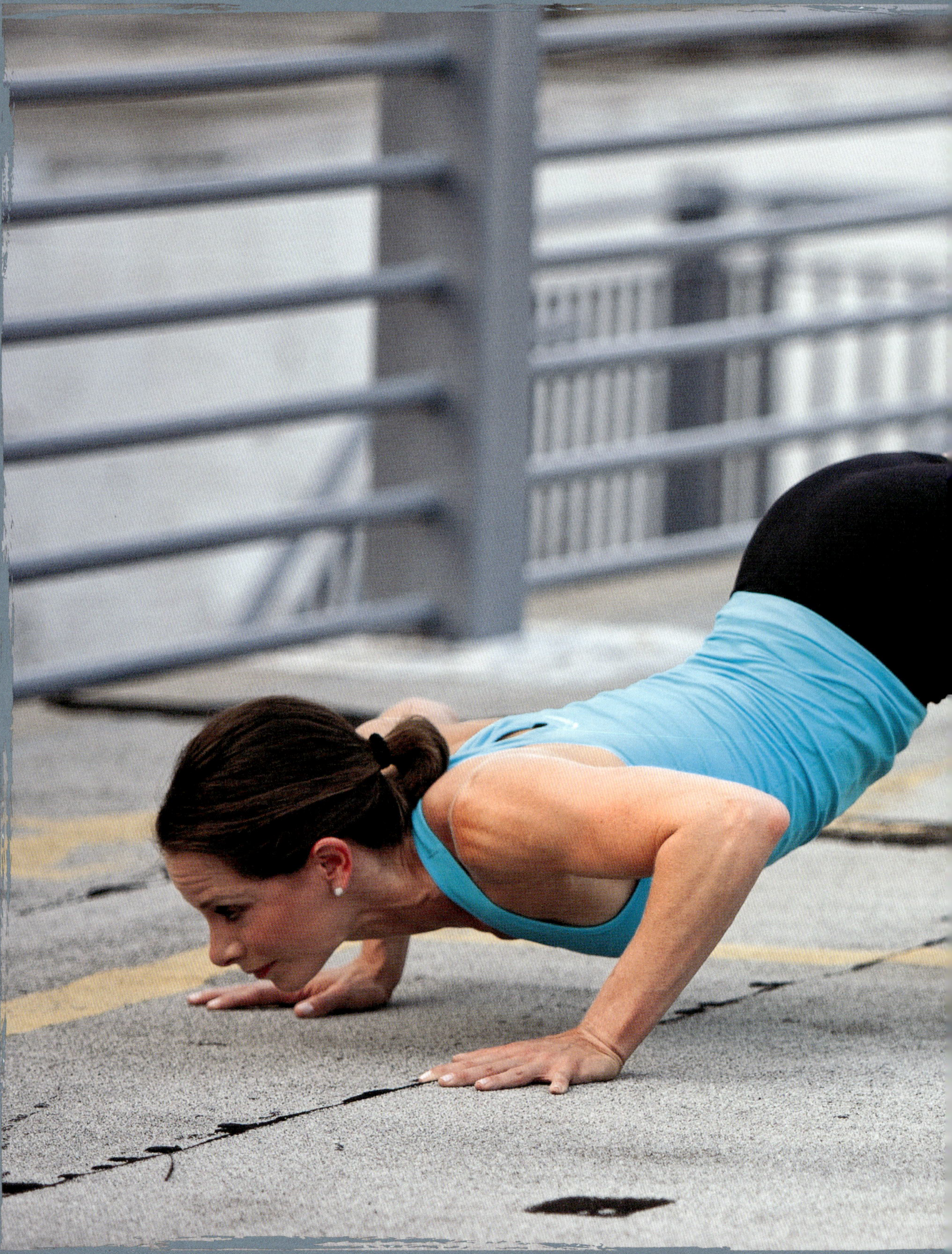

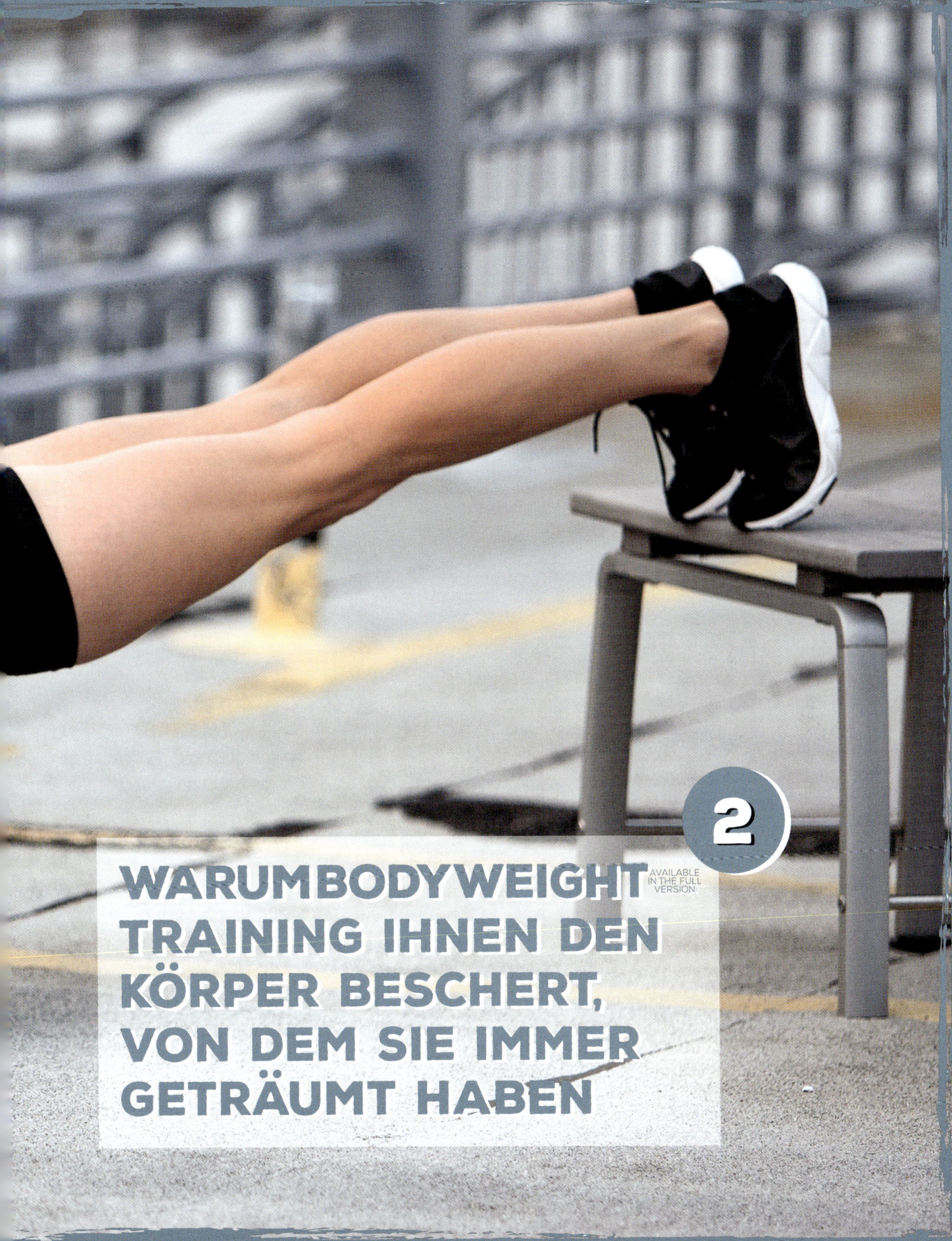

2

WARUMBODYWEIGHT TRAINING IHNEN DEN KÖRPER BESCHERT, VON DEM SIE IMMER GETRÄUMT HABEN

Leider sind noch immer viele der Auffassung, der Einsatzbereich von Übungen mit dem eigenen Körpergewicht sei stark begrenzt. Die meisten kennen nur Klimmzüge, Liegestütze und Sit-ups. Habe ich eigentlich schon erwähnt, dass dieses Buch 125 verschiedene Übungen enthält, ganz zu schweigen von der Fülle an Übungen, die ich in meinem ersten Buch, *Fit ohne Geräte*, vorgestellt habe?

Ein weiterer Irrglaube ist, dass man mit Körpergewichtsübungen einzelne Muskelgruppen nicht gezielt angehen kann. Auch das ist falsch. Man kann jede noch so kleine, Ihnen nicht einmal bekannte Muskelgruppe mit Körpergewichtsübungen trainieren.

Die in meinen Büchern beschriebenen Übungen bewegen stets mehrere Gelenke und aktivieren mehrere Muskelgruppen gleichzeitig. Das ist wesentlich effizienter. Wer dagegen die traditionellen Kraftübungen an Maschinen absolviert, der sitzt oder liegt in ein Gerät eingespannt und bewegt meist nur ein einziges Gelenk und einzelne Muskeln. Diese Trainingsform ist zeitraubend und ineffektiv. Wer damit alle großen Muskelgruppen des Körpers trainieren will, muss Stunden im Kraftraum verbringen.

Zudem wird bei Isolationsübungen auch kaum das Herz-Kreislauf-System angeregt, da kein großer Sauerstoffverbrauch entsteht, wenn einzelne Muskeln bewegt werden. Daher muss zusätzlich zum Krafttraining wertvolle Zeit mit Ausdauertraining verbracht werden. Wenn Sie dagegen Kraftübungen absolvieren, die viele große und gleichzeitig kleine – aber wichtige – Stabilisationsmuskeln beanspruchen, muss auch das Herz entsprechend hart arbeiten. Das Herz treibt die Muskeln an und beide sollten gleichzeitig belastet werden. Die Form folgt der Funktion und funktionelle Übungen mit dem eigenen Körpergewicht erzeugen genau den Körper, den Sie sich wünschen.

Sechs Prinzipien stehen hinter meinem Programm

Leider sind die meisten bekannten Fitnessprogramme fehlerhaft und sportwissenschaftlich nicht durchdacht. In den ersten ein, zwei Monaten lassen sich mit fast jedem Programm Erfolge erzielen. Der Beweis, ob ein Programm funktioniert, wird erst später erbracht.

Ich habe das allererste Trainingsprogramm entwickelt, das Körpergewichtsübungen mit lang erprobten Methoden des strukturierten Krafttrainings verbindet. Um schnellstmögliche Veränderungen der Körperzusammensetzung herbeizuführen, habe ich die folgenden sechs Grundprinzipien angewendet:

1. Kontinuität und Regelmäßigkeit

Die meisten konventionellen Krafttrainingsprogramme teilen den Körper in Bereiche auf und trainieren jeden Bereich (zum Beispiel Oberkörper und Unterkörper) nur einmal pro Woche.

In meinem Programm kommen nur die effizientesten Ganzkörperübungen zum Einsatz. Diese werden aber drei Mal pro Woche trainiert. Damit wird in weniger Zeit mehr Kraft aufgebaut und es werden auch mehr Kalorien verbrannt.

2. Belastungsintensität

Je fortgeschrittener Sie sind, desto größer muss die Belastung sein, der Sie den Körper aussetzen, um weiteren Fortschritt zu erzielen. Mein Trainingsprogramm beginnt mit relativ kurzen und einfachen Trainingseinheiten und wird dann kontinuierlich härter. Die genau richtige Belastungsintensität zu finden, ist eine Wissenschaft für sich. Ich habe diese so perfektioniert, dass meine Sportler stetig stärker und fitter werden.

3. Regeneration

Zu Beginn des Trainings, wenn die Gesamtbelastung noch relativ niedrig ist, brauchen Sie nur zwei Tage Erholung zwischen den Trainingseinheiten. Wenn das Training dann härter wird, muss auch die Regenerationszeit verlängert werden. In meinen Programmen variiere ich Trainingszeit und -umfang so, dass Sie immer das richtige Maß an Erholung bekommen und die Bewegungsqualität nicht leidet.

4. Fortschreitender Schwierigkeitsgrad

Um Sie beim Training immer mit genau dem richtigen Schwierigkeitsgrad herauszufordern, habe ich alle 125 Übungen in diesem Buch in fünf Kategorien eingeteilt: Zugübungen, Kniebeugeübungen, gerade Druckübungen, Druckübungen im rechten Winkel und Beugeübungen. Alle Übungen steigern sich kontinuierlich vom Einfachen zum Schwierigen. Diese Progressionen ermöglichen es jedem Sportler, am Ende selbst die anspruchsvollsten Übungen erfolgreich zu bewältigen.

5. Abwechslung

Abwechslung bedeutet nicht, dass Sie bei jedem Training andere Übungen absolvieren sollten, sondern dass die Intensität und auch der Gesamtumfang regelmäßig variiert werden. Ich habe drei Zyklen mit wechselnder Intensität und Umfang entwickelt, die genau auf die jeweiligen Bedürfnisse des Athleten bezüglich Belastung und Regeneration abgestimmt sind. Jeder Zyklus dauert vier Wochen.

1. Zyklus

Im ersten Zyklus machen Sie bei jedem Training Fortschritte. Sie finden in diesem Zyklus eine große Vielfalt an Übungen und Übungsvarianten.

2. Zyklus

Im zweiten Zyklus beginnt die Woche jeweils mit einer relativ harten Trainingseinheit, gefolgt von einer Regenerationseinheit in der Mitte der Woche. Am Ende der Woche überprüfen Sie dann Ihren bisherigen Leistungsfortschritt mit einer weiteren anspruchsvollen Einheit. In diesem Zyklus ist es nicht mehr möglich, bei jedem einzelnen Training Fortschritte zu machen. Jetzt ist ein wöchentlicher Leistungsfortschritt vorgesehen.

3. Zyklus

In der ersten Woche wird drei Mal hart trainiert. Dadurch kommt es zu einer so hohen Belastung für den Körper, dass in der folgenden Woche die Belastung reduziert werden muss, ohne dass es dabei zu Rückschritten kommt. In diesem Zyklus wird zweiwöchentlich Leistungsfortschritt erzielt.

6. Es gibt beim Training keine Standardlösung

Wie lange sich ein Sportler im jeweiligen Zyklus aufhalten muss, hängt von seiner Regenerationsfähigkeit ab. Diese ist individuell sehr verschieden und wird unter anderem bestimmt durch Genetik, Schlaf, Ernährung, Stress und Leistungsstand. Ein erfahrener Kraftsportler kann in Zyklus 1 nicht so lange mit jeder einzelnen Trainingseinheit Fortschritt erzielen wie ein Anfänger. Das Gleiche gilt für den zweiten Zyklus, in dem wöchentlicher Leistungsfortschritt erzielt wird. Auf Seite 61 finden Sie Tipps, die Ihnen helfen, den richtigen Zeitpunkt zu bestimmen, um in den nächsten Trainingszyklus zu wechseln. Allgemein kann nur gesagt werden, dass ein Sportler, der bisher noch kein Körpergewichtskrafttraining gemacht hat, in jedem Zyklus mindestens einen Monat lang Fortschritte machen kann.

HOOYA! Sich effektiv auf das Leben vorbereiten

Wer nur an Maschinen trainiert, lernt dabei, sich an Maschinen zu bewegen. Effektives Training sollte uns aber auf die Herausforderungen des täglichen Lebens vorbereiten. Beim Training mit dem eigenen Körpergewicht lernen wir, uns zu bewegen wie im Alltag, als zusammenhängendes Ganzes.

Verschwenden Sie also nicht Ihre Zeit mit Übungen an Geräten. Diese bereiten Sie nicht auf das Leben vor. Setzen Sie stattdessen das eine Gerät ein, das Sie immer dabeihaben: Ihren Körper..

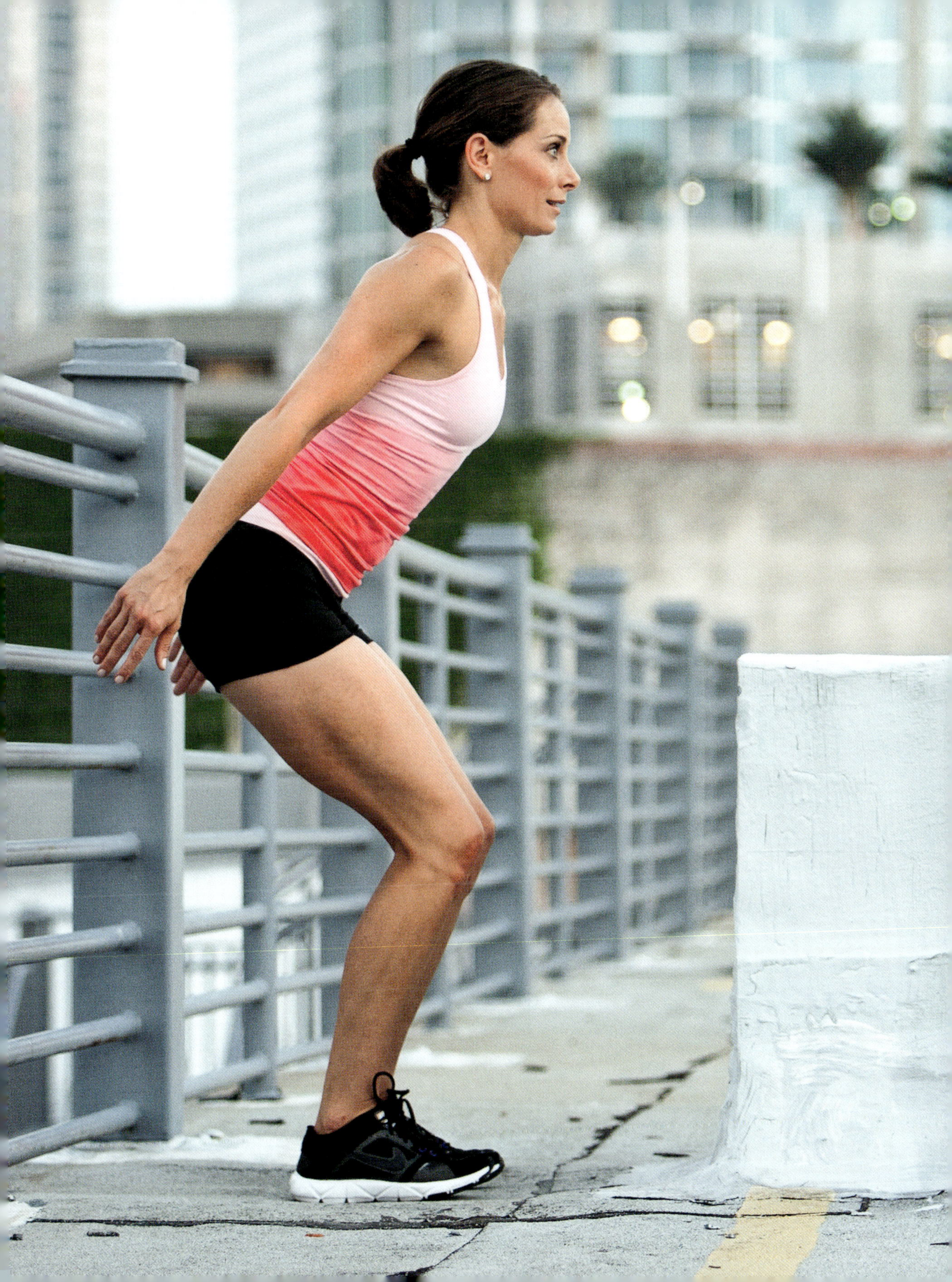

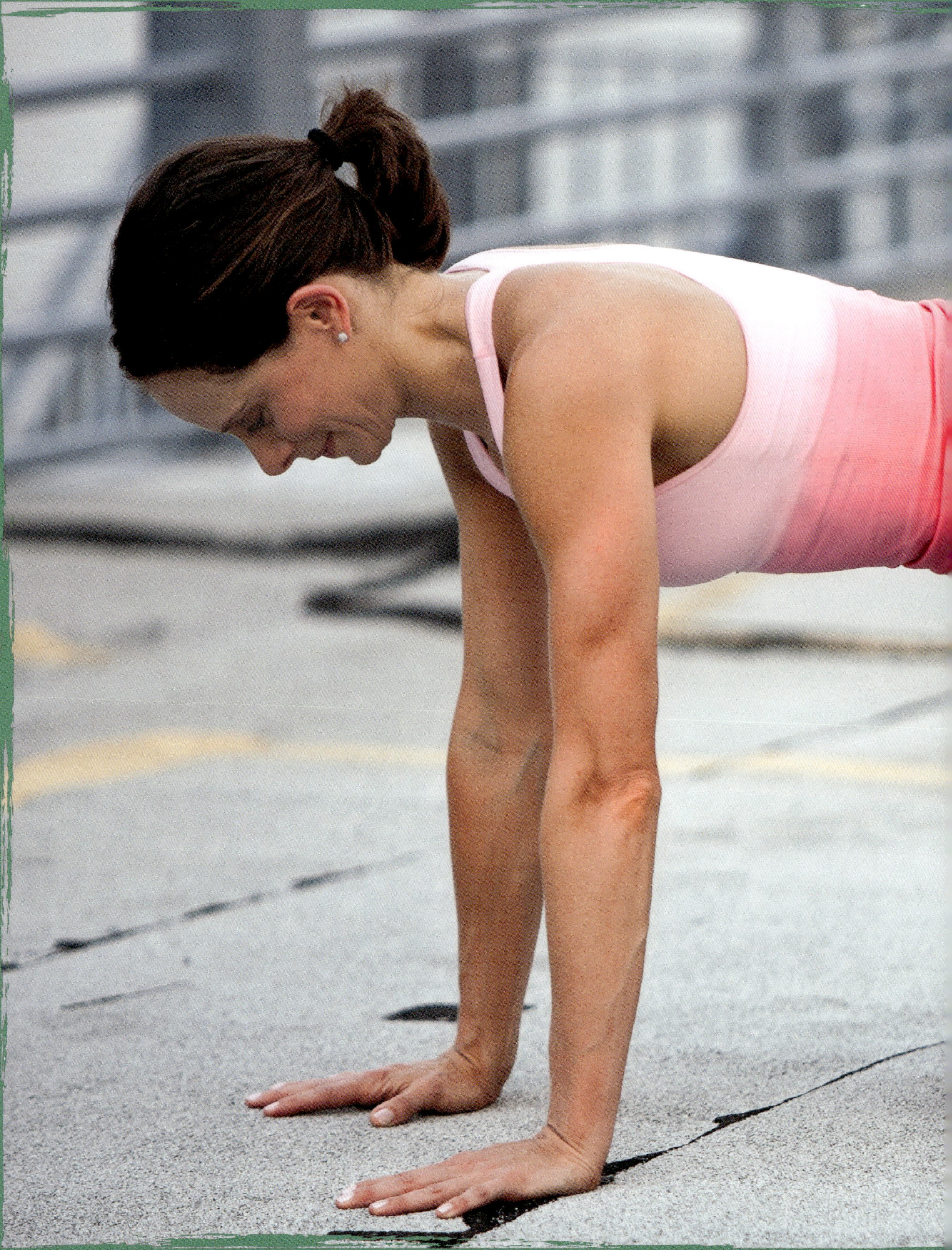

3 MOTIVIERT BLEIBEN

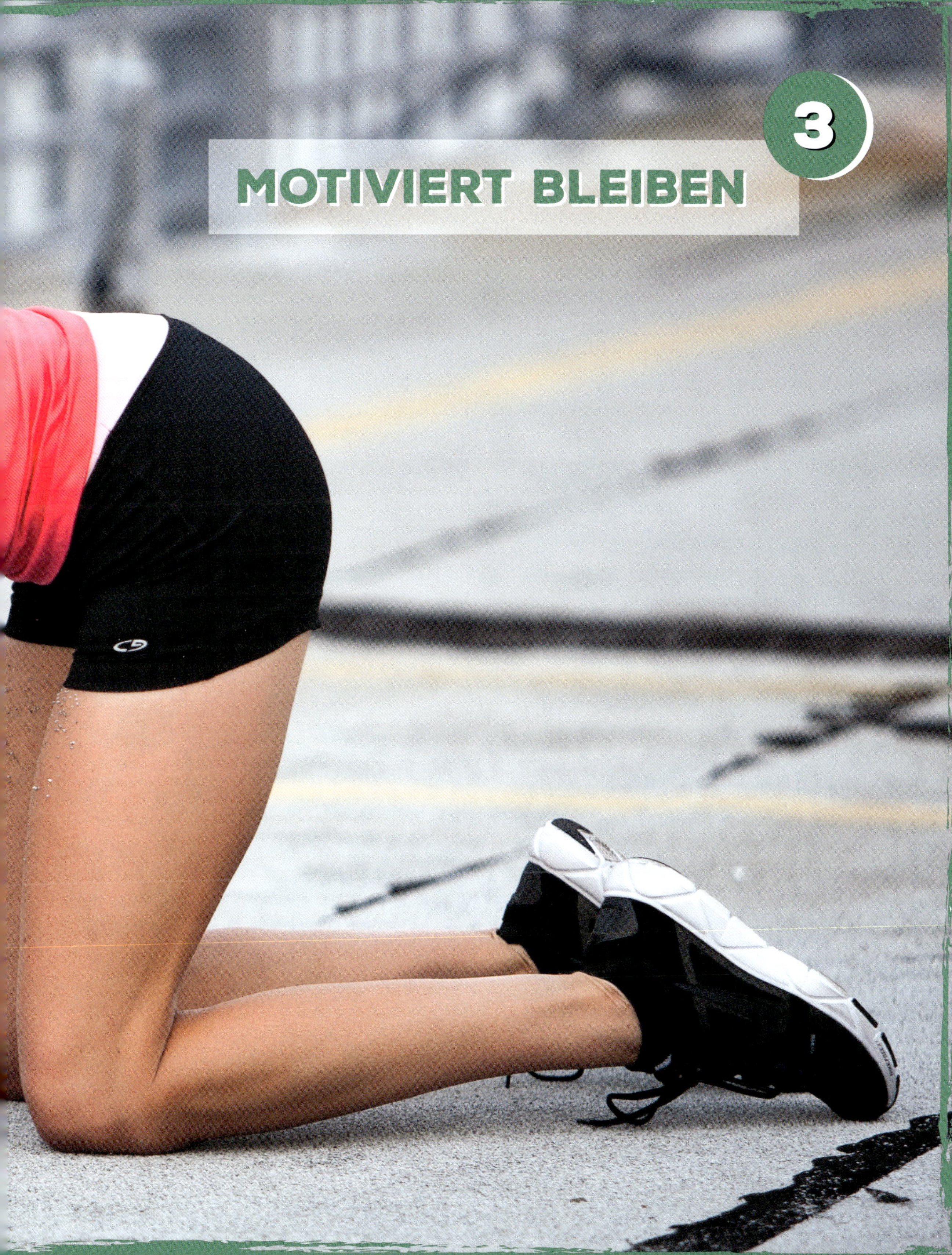

Eine bundesweite Umfrage mit über 1000 Frauen aus allen 50 Staaten der USA ergab, dass fehlende Motivation der zweithäufigste Grund ist, warum Frauen sich nicht zu regelmäßigem Training entschließen können (als Hauptgrund wurde »Zeitmangel« angeführt – dieses Problem habe ich mit meinem Trainingsprogramm gelöst.). Manche sagten, sie bräuchten einen verlässlichen Trainingspartner oder eine Trainingsgruppe, um sich zu motivieren. Andere meinten, nur der sportliche Wettkampf könne sie herausfordern, und einige fanden sogar, sie müssten schlichtweg dafür bezahlt werden, um sich zum Training aufraffen zu können.

Für die meisten aber sind Trainingsergebnisse der bestimmende Motivationsfaktor. Wer erste Veränderungen am eigenen Körper feststellt, wird angespornt, weiterzumachen: Muskeln bilden sich aus, manche Stellen fühlen sich plötzlich fest an und Kurven werden sichtbar. Der Körper verändert sich mit dem Training fortlaufend und wer kontinuierlich weitertrainiert, kann sich immer wieder an neuen Veränderungen erfreuen. Glauben Sie mir: Geld muss ich Ihnen nicht bezahlen. Ihre Belohnung ist auch ohne Bares vielfältig: Sie haben mehr Energie im täglichen Leben, sind bei der Arbeit konzentrierter und kommen Ihrer Traumfigur täglich ein Stück näher. Wie lange dieser Prozess dauert, hängt ganz von Ihrem Ausgangspunkt ab. Hierzu ein paar konkrete Beispiele:

Ann, eine relativ fitte, 59 kg wiegende Frau mit einem Körperfettanteil von 20 Prozent hat innerhalb von zwei Trainingsmonaten mit meinem Programm 2,7 kg Fett durch 1,4 kg Muskulatur ersetzt. Obwohl Sie 2,7 kg Fett abgebaut hatte, zeigte die Waage nur 1,3 kg weniger an. Ihr Körperfettanteil war aber von 20 auf 15 Prozent gesunken. Das heißt, ihr Gesamtkörperfett hatte sich um 25 Prozent reduziert und ihr Stoffwechsel hat sich aufgrund der größeren Muskulatur nun erhöht. Die Veränderung in Anns Körperzusammensetzung war relativ leicht zu erzielen und sehr deutlich sichtbar: Nicht nur ihr Stoffwechsel arbeitete jetzt auf Hochtouren, sie sah auch viel athletischer aus und hatte die Grundlage geschaffen, sich weiter zu verbessern.

Nun zu einem anderen Beispiel: Mary begann ihr Training mit einem Körpergewicht von 104 kg. Sie trainierte zwei Monate lang und stellte sich dabei jeden Tag auf die Waage. Nach zwei Monaten hatte sie zwar 4 kg Körpergewicht verloren, war aber frustriert über diese geringe Veränderung nach all dem harten Training. Zwar hatte auch sie 1,4 kg Muskelmasse zugelegt, doch dies war aufgrund ihres Übergewichtes kaum zu sehen, denn die Muskeln waren im Unterschied zu Ann immer noch von einer Menge Fettgewebe bedeckt. Mary steckte den Kopf in den Sand und nutzte jede Ausrede, um nicht weiter trainieren zu müssen. Sie legte nicht nur alle Kilos schnell wieder zu, sondern wird früher oder später an Adipositas erkranken, wenn sie ihre Motivation zu täglichem Training nicht bald wiederfindet.

Tatsächlich hatte Mary sogar größere Fortschritte gemacht als Ann, aber ihr hohes Ausgangsgewicht ließ diese nicht erkennen. Auch der Gewinn an Kraft war ihr nicht bewusst geworden. Es mochte zwar nicht nach viel klingen, doch die Veränderung der Körperzusammensetzung war bedeutsam. Sie verlor 5,4 kg Fett und baute 1,4 kg Muskeln auf. Danach wäre es ihr leichter gefallen, Gewicht zu verlieren, denn ihr angekurbelter Stoffwechsel hätte nun ganz von allein mehr Kalorien verbrannt. Dank der Muskelmasse, die sie dazugewonnen hatte, hätte sie härter trainieren, mehr Fett verbrennen und umso schnellere Ergebnisse erzielen können.

Dabei hätte sie nicht befürchten müssen, irgendwann wie eine Bodybuilderin auszusehen. Die Gewichtszunahme infolge des Muskelwachstums verlangsamt sich bei Frauen ganz natürlich nach den ersten drei Monaten. Die Gewichtsabnahme durch den Fettabbau dagegen schreitet umso schneller fort.

Mein Trainingsprogramm unterscheidet sich immens von konventionellen Programmen, in denen meist sowohl Fett als auch Muskelmasse abgebaut werden. Damit sieht man zwar schnell die Zahl auf der Waage purzeln, doch dieser Erfolg ist nie von Dauer, weil wenig Muskulatur gleichbedeutend mit einem niedrigen Stoffwechsel ist.

Wer wie Mary rund 45 kg zu verlieren hat, muss Geduld haben. Solche Veränderungen kann man nicht übers Knie brechen. Das ist zwar ärgerlich, aber es ist schlicht unmöglich, zehn Jahre schlechter Lebens- und Essgewohnheiten in nur zwei Monaten rückgängig zu machen. Auch mit Tabletten oder einer Abmagerungskur geht das nicht. Sie müssen echte Muskelmasse aufbauen und Ihren Stoffwechsel ankurbeln. Nur so können Sie langfristige Veränderungen erzielen.

Denken Sie daran, 1 kg Muskulatur nimmt nur halb so viel Raum ein wie 1 kg Fett. Wer also 2 kg Fett an der Hüfte verliert, sieht deutlich verändert aus, wohingegen der gleichzeitige Aufbau von Muskulatur, der zu einem strafferen Trizeps und festeren Beinen führt, nach außen hin weniger sichtbar ist.

Machen Sie einen großen Bogen um Waage und Spiegel

Wie Anns und Marys Beispiele zeigen, sagen Waagen nicht die ganze Wahrheit. Daher ist es sehr wichtig, dass Sie zumindest in den ersten zwei Monaten des Trainings der Versuchung widerstehen, auf die Waage zu steigen. Auch in der Folgezeit sollten Sie nicht häufiger als einmal monatlich Ihr Gewicht überprüfen. Die Waage kann Ihre Erfolge nicht widerspiegeln.

Eigentlich möchte ich Ihnen sogar dazu raten, Ihre Waage ganz abzuschaffen. Das Körpergewicht einer Frau kann nämlich aufgrund von Wasseranlagerungen um bis zu 3 kg pro Tag schwanken. Daher macht es nur wenig Sinn, das Wiegeergebnis als Anhaltspunkt für Ihren Erfolg zu nehmen. Formulieren Sie stattdessen Leistungsziele und versuchen Sie stets, so schnell wie möglich die nächste Stufe meines Übungsprogramms zu erreichen. Wenn Sie beginnen, wie eine Athletin zu trainieren, werden Sie auch bald wie eine Athletin aussehen.

Auch der Spiegel ist kein guter Ratgeber. Viele Frauen sind regelrecht besessen von dem Wunsch, gut auszusehen, und schauen täglich in den Spiegel, in der Hoffnung, erste Erfolge zu erspähen. Doch auch wenn ich Ihnen mit

HOOYA! Der tägliche Blick in den Spiegel wird Ihnen keine verlässlichen Hinweise darauf geben können, wie sich die Beschaffenheit Ihres Körpers während dieses Programms verändert. Machen Sie deshalb lieber ein Foto von sich, bevor Sie mit meinem Programm anfangen, und noch eins, nachdem Sie meine Übungen zwei Monate lang dreimal pro Woche ausgeführt haben. Ich wette, dass Sie einen Unterschied sehen werden – genau wie bei diesen dramatischen »Vorher«- und »Nachher«-Werbefotos.

Lassen Sie sich von den Fotos motivieren – kleben Sie das »Vorher«-Foto auf der leeren Seite am Ende des Buches ein und fügen Sie nach zwei Monaten das »Nachher«-Foto hinzu.

meinem Trainingsprogramm und dem dazugehörigen Ernährungsplan wöchentliche bzw. monatliche Trainingserfolge versprechen kann, kann ich dennoch mit Sicherheit sagen, dass Sie, wenn Sie jeden Tag in den Spiegel schauen, keine Veränderungen sehen werden. Beobachten Sie stattdessen, wie locker Ihre Kleidung sitzt. Vor allem im Hüftbereich werden Sie bald feststellen, dass dort mehr Platz ist. Und ob Ihre Mitmenschen es Ihnen mitteilen oder nicht: Jeder wird diese Veränderungen sehen.

Manche Frauen nutzen aber den täglichen Blick in den Spiegel, weil sie ein wenig Druck brauchen, um sich zum Training anzuspornen. Wenn Sie zu denen gehören, die den Blick in den Spiegel als positive Motivation ansehen, dann machen Sie ruhig weiter so. Wenn es Sie aber frustriert, vermeiden Sie Spiegel und Waage.

Keine Ausreden mehr!

An manchen Abenden bin ich so müde, dass ich, die Fernbedienung in der Hand, erschöpft auf die Couch sinke und mich berieseln lasse. Heutzutage gibt es so viele Möglichkeiten passiver Zerstreuung: Handy, Internet, Facebook, um nur einige zu nennen. Meine Freunde genehmigen sich einen Drink in der Bar um die Ecke, doch ich muss trainieren ... *warum*? Schnell verschiebt man ein Training auf den folgenden Tag. Aber aufgepasst: Am nächsten Morgen fällt das Aufstehen nicht leichter, und so folgt einer verpassten Trainingseinheit am Abend schnell ein verschlafener Morgen.

Wenn es an der Zeit ist zu trainieren, werden Ihnen alle möglichen Ausreden einfallen, doch später ist es nie einfacher, sich aufzuraffen, als jetzt. Halten Sie alle möglichen Ablenkungen von sich fern. Schalten Sie das Telefon aus. Versuchen Sie, Ihre Arbeit, Familie, die Freunde und überhaupt alles um sich herum zu vergessen, was Ihrem Vorhaben, ein schöneres, gesünderes Leben zu führen, in die Quere kommen könnte. Keine Sorge: Nach dem Training werden Sie doppelt so viel Energie haben, um sich all Ihren aufgeschobenen Problemen oder Aufgaben zu widmen. Aber hier und jetzt sind *Sie* dran! Die Welt kann warten.

Den Soldaten, die ich trainiere, droht die Gefahr, von einer Bombe oder Kugel getroffen zu werden. Ihnen drohen Gefahren wie Übergewicht und Krankheiten. Mein Programm hilft sowohl den Soldaten als auch ihnen, am Leben zu bleiben. Dazu müssen Sie nur regelmäßig ein kleines Opfer bringen, Sie müssen Ihren Stress und Ihre Müdigkeit beiseiteschieben und Ihr Training durchziehen. So kommen Sie in kleinen, kontinuierlichen Schritten Ihrem großen Ziel, einem gesunden Leben und Ihrer Traumfigur, näher.

Geben Sie Ausreden keine Chance! Lassen Sie kein Training ausfallen und verschieben Sie keines auf später, sondern halten Sie sich strikt an Ihren Plan. *Wer einmal aus der Routine kommt, wird nur sehr schwer wieder hineinfinden.* Und wenn Sie einmal geschwänzt haben, werden Sie es mit höherer Wahrscheinlichkeit auch wieder tun. Im Gegensatz dazu wird Ihre Willenskraft jedes Mal aufs Neue gestärkt, wenn Sie sich zum Training durchgerungen haben. Ihr jetziges Verhalten beeinflusst auf diese Weise Ihren Erfolg in der Zukunft. Also arbeiten Sie an sich: Von jetzt an gibt es keine Ausreden mehr. Machen Sie Erfolg zur Gewohnheit.

Schreiben Sie sich Ihre Ziele, aber auch Ihre Ausreden auf

Es ist sehr hilfreich, sich sowohl seine Ziele als auch seine Ausreden zu notieren. Schauen Sie dann von Zeit zu Zeit zurück: Welche Ziele haben Sie und welche lahmen Ausreden stehen diesen immer wieder im Weg? Sie werden sehen, dass in der Anfangszeit die Ausreden überhandnehmen, doch sobald Sie erste Erfolge sehen, bekommt Ihre Motivation Flügel und Ihre Ausreden verlieren an Gewicht.

Zu Beginn aber sollten Sie vor jedem Training all Ihre Ausreden aufschreiben. Nehmen Sie dafür mehrere leere Seiten, die mit »Ziele/Ausreden« überschrieben sind. Hängen Sie sie irgendwo auf, wo Sie Ihre Ziele jeden Tag im Blick haben und Ihre fadenscheinigen Ausreden hinzufügen können. Nur wenn Sie Ihre schlimmsten Ausreden in den Griff bekommen, werden Sie Ihre Ziele erreichen können.

Große und kleine Widrigkeiten lassen sich nie ganz aus Ihrem Leben verbannen. Denken Sie aber daran, dass nur sehr wenige Dinge einen höheren Stellenwert haben als Ihre eigene Gesundheit und Lebensqualität. Übernehmen Sie selbst das Kommando und lassen Sie nicht zu, dass Ihre Ausreden es tun.

Was passiert, wenn Ihre Ausreden überhandnehmen?

Die Liste negativer Auswirkungen ist lang: Sie bekommen schlechte Laune, Ängstlichkeit macht sich breit, innere Anspannung, Langeweile, Depression, Schlaflosigkeit, geringe Libido, Schwächegefühle, Rückenschmerzen, niedrige Knochendichte, Arthrose, mangelnde Mobilität, Herzerkrankungen, Diabetes, Darmkrebs, Übergewicht. Sie führen ein mittelmäßiges Leben.

Und was passiert, wenn Sie Kontrolle über Ihr Leben haben?

Sie verlieren Fett, sehen besser aus und fühlen sich besser. Sie haben mehr Energie, einen strafferen Körper und eine bessere Haltung, mehr Flexibilität, Stabilität, Balance und Koordination, weniger Stress, ein höheres Selbstwertgefühl und eine verbesserte Herz-Kreislauf-Ausdauer. Sie sind ein rundum starker, schlanker und gesunder Mensch.

Brauchen Sie einen Motivationsschub?

Hier sind sieben hilfreiche Tipps, wie Sie Ihre inneren Widerstände überwinden können.

1. Sie haben schon begonnen

Dieses Buch in die Hand zu nehmen ist vermutlich der härteste Teil meines ganzen Trainingsprogramms. Sie haben die Entscheidung, Ihr Leben zu verändern, aber schon gefällt. Und wenn der Anfang erst gemacht ist, fällt alles andere leichter.

Der nächste schwere Schritt ist, sich an Trainingstagen zum Workout aufzuraffen. In einer der Militäranlagen, die wir in Afghanistan errichtet hatten, gab es einen notdürftig eingerichteten kleinen Trainingsraum, den wir liebevoll unser »Gefängnis-Gym« nannten. Ein Luftwaffensoldat sagte einmal zu mir: »Sobald ich losgegangen bin, ist alles o. k. Ich muss es nur schaffen, aufzustehen und diese 100 Meter zum Gefängnis-Gym zurückzulegen. Das ist die größte Hürde. Danach ist alles Weitere geschenkt.«

Also stehen Sie auf und machen Sie den ersten Schritt. Der Rest wird Ihnen mühelos gelingen.

HOOYA!

Die Ausnahmesituation

Neben 1000 sinnlosen Ausreden gibt es von Zeit zu Zeit Situationen, in denen es angebracht ist, einen Gang runterzuschalten: Eine schwere Verletzung, nach der sportliche Betätigung nicht möglich ist, die letzten Monate einer Schwangerschaft oder der Tod eines Angehörigen sind Beispiele für Lebenslagen, in denen es angemessen ist, die Trainingsroutine zu unterbrechen.

Vielleicht gehören Sie wie ich zu jenen, die mit schwierigen Situationen besser klarkommen, wenn Sie trainieren und so ihre Kraft spüren. Wenn das so ist, dann trainieren Sie weiter. Wenn das Training für Sie aber zusätzlichen emotionalen und körperlichen Stress bedeutet, sollten Sie eine Pause einlegen.

Versuchen Sie aber, sich nicht zu lange mit Ihrer Ausnahmesituation herumzuschlagen. Sobald Sie aber wieder zu Kräften gekommen sind, sollten Sie ins Training zurückfinden. Wenn Sie nämlich körperliche Stärke neu aufbauen, wird sich dies auch auf Ihre seelische Situation auswirken.

2. Der Weg ist das Ziel

Viele Menschen finden Training unendlich langweilig. Und es stimmt: Wenn Sie jeden Tag eine Stunde oder länger das Gleiche machen, ist das natürlich langweilig! Ich würde sogar noch lieber eine Stunde in einem Warteraum sitzen, als im Fettverbrennungsbereich auf dem Crosstrainer vor mich hin zu traben.

Mein Trainingsprogramm wechselt jedoch von Tag zu Tag und Woche zu Woche und von Monat zu Monat. Sie bleiben motiviert, weil Sie ständig neue Übungen erlernen, und müssen sich nicht Tag für Tag mit dem Gleichen abmühen. Bei schönem Wetter können Sie draußen unter freiem Himmel trainieren. Sonnenlicht und frische Luft wirken Wunder für Ihre Seele, von Ihrer Motivation ganz zu schweigen. Sie können Ihre eigene Musik hören – mit Kopfhörern oder auch ohne – oder sogar etwas im Fernsehen anschauen, wenn es Sie nicht allzu sehr vom Training ablenkt.

Am interessantesten aber ist es, sich selbst beim Training zu beobachten: wie Sie neue Bewegungen lernen, wie Sie kräftiger und athletischer werden als je zuvor. Wenn das Training dann hinter Ihnen liegt, genießen Sie die Freude und Befriedigung, mal wieder den »inneren Schweinehund« besiegt zu haben und Ihrem großen Ziel ein Stückchen näher gekommen zu sein. Stress ist wie weggeblasen, Ihr Körper und Geist sind erfrischt, das Selbstwertgefühl ist gestärkt und Sie sind voller Endorphine und fühlen sich rundherum gut. Das ist alles andere als langweilig.

3. Bestimmen Sie eine feste Trainingszeit

Planen Sie frühzeitig ein, zu welcher Tageszeit Sie Ihr Training absolvieren wollen – am Morgen, in der Mittagspause oder am Abend –, das hilft den meisten Leuten, dranzubleiben. Sagen Sie nicht: »Mal sehen, wann es morgen in meinen Zeitplan passt« oder »Vielleicht komme ich später noch dazu«. Das werden Sie nicht. Legen Sie eine konkrete Zeit fest und halten Sie sich daran. Das Schöne daran ist, dass Ihr Training immer dann stattfinden kann, wenn es in *Ihren* Zeitplan passt.

Arbeitszeit, Schlafenszeit, Essenszeit, all das ist mehr oder weniger von außen vorgegeben. Ihre Trainingszeit aber können und müssen Sie selbst für sich festlegen. Es gibt keinen perfekten Zeitpunkt und keine perfekten Umstände für das Training. Es liegt an Ihnen, diese zu schaffen, genauso wie Sie sich auch all die Ausreden selbst einfallen lassen, die Sie vom Training abhalten.

4. Sprechen Sie Ihre Ziele laut aus

Es mag Ihnen komisch erscheinen, aber Studien haben gezeigt, dass es in der Tat einen Unterschied macht, wenn jemand seine Ziele laut vor sich hersagt. Formulieren Sie daher jeden Montag laut und deutlich das Ziel, dass Sie in dieser Woche wie vorgegeben nach meinem Programm trainieren werden. Seien Sie konkret und sagen Sie zum Beispiel: »Die Workouts in dieser Woche werde ich am Montag, Mittwoch und Freitag absolvieren.« Das macht Ihr Vorhaben bewusster und ermutigt Sie dazu, es auch umzusetzen.

HOOYA!

»Ich besuche Kurse im Fitnessstudio und habe einen Personal Trainer, weil ich davon ausgehe, dass ich vom Wissen des Trainers profitieren kann.«

Kelly, Studentin, 24 Jahre, Missouri

Viele Menschen trauen sich nicht zu, allein und ohne Anweisung zu trainieren, weil sie befürchten, sie könnten etwas falsch machen. Meine Erfahrung hat aber gezeigt, dass viele Trainer gar nicht über so viel Fachwissen verfügen wie gemeinhin angenommen. Trainerlizenzen sind nämlich relativ einfach zu bekommen und oft sind die Trainingsprogramme, die der Trainer im Fitnessstudio zusammenstellt, nicht wissenschaftlich begründet. Stattdessen handelt es sich nicht selten um wahllose Ansammlungen von Übungen, die der entsprechende Trainer kennt und bevorzugt.

Wenn Sie den Übungsanleitungen in diesem Buch folgen, haben Sie am Ende ein tieferes Wissen der nötigen Grundlagen als die meisten Trainer. Ich zeige in meinem Buch genau, auf welche Übungen Sie sich anfangs konzentrieren müssen, wie sie auszuführen sind und welche Variationen Sie später vornehmen sollten. Sie lernen, alle Bewegungen mit höchster Präzision auszuführen, und erarbeiten sich so eine solide Grundlage für Ihren Erfolg.

5. Gestalten Sie einen kleinen Trainingsbereich

Auch wenn Sie Ihre Übungen grundsätzlich an jedem Ort der Welt durchführen können, ist es hilfreich und ratsam, sich zu Hause einen Bereich einzurichten, in dem Sie regelmäßig trainieren. Egal ob im Wohnzimmer, Schlafzimmer, im Büro, in der Garage oder im Garten – machen Sie den Platz ausfindig, an dem Sie meine Übungen am besten ausführen können, und verwandeln Sie ihn jeden Tag für ein paar Minuten in Ihr persönliches Fitnesscenter. Wenn Sie sich an diesen Ort und an die alltäglichen Gegenstände gewöhnt haben, die Sie für Ihr Workout verwenden können – wie einen Stuhl, einen Tisch, einen Türrahmen –, wird es Ihnen leichterfallen, die Übungen zu absolvieren.

6. Lassen Sie Ihren Träumen freien Lauf

Natürlich können Sie beim Training einen Spiegel einsetzen, wenn dieser Ihre Motivation fördert. Wichtig ist aber, dass Sie darin nicht nur nachschauen, wie Sie *wirklich* aussehen, sondern sich immer wieder vor Augen halten, wie Sie aussehen *wollen*. Stellen Sie sich vor, wie Ihr Hüftumfang geringer wird, wie die Haut sich fester anfühlt, wie Arme und Beine kräftiger werden. Fördern Sie positive Gedanken und seien Sie präzise in Ihren Wunschvorstellungen. Stellen Sie sich jetzt schon Ihre Belohnung für Ihr hartes Training vor. Seien Sie stets positiv und glauben Sie an sich!

7. Schreiben Sie Ihre Ziele auf

Sie müssen sich immer wieder vor Augen halten, warum Sie trainieren. Dabei sollte Eitelkeit nur ein untergeordneter Grund sein. Natürlich ist es in Ordnung, wenn Sie einfach dünnere Schenkel haben oder einen neuen Partner beeindrucken wollen, wenn eine Hochzeit oder auch ein bestimmtes Kleid Sie anspornt,

HOOYA!

Bringen Sie die Mauer zum Einsturz!

Körperfett ist wie eine physische Wand, die Sie von Ihrer Umwelt und insbesondere auch von Ihrem Partner trennt. Mangelnde körperliche Fitness ist eines der größten Hindernisse im Hinblick auf Intimität. Das Fett wirkt wie eine Mauer, die Sexualität und sexuelles Verlangen sehr schwierig macht und Sie von Ihrem Partner distanziert. Bringen Sie sie zum Einsturz und lassen Sie Nähe zu. Ein gesunder Körper ist die größtmögliche sexuelle Stimulation.

ein paar Pfunde zu verlieren, oder auch wenn Sie besser aussehen möchten als Ihre Freundinnen. Aber vergessen Sie nicht das große Ganze: Welche positiven Auswirkungen hat das Training auf Ihr Leben? Werden Sie sich dessen bewusst und schreiben Sie all diese wünschenswerten Aspekte auf Post-its auf. Hängen Sie die Zettel an Orte, an denen Sie sie häufig sehen können: an den Kühlschrank, über den Schreibtisch, an den Badezimmerspiegel oder in Ihre Trainingsecke. Sie werden Sie jeden Tag daran erinnern, warum Sie trainieren. Diese Ziele sind eine Realität und sie werden wahr, wenn Sie regelmäßig trainieren. Ihre Ziele stellen eine unablässige Quelle der Motivation dar, die Sie antreibt. Denken Sie an eine bessere Zukunft und Sie werden Ihrem Ziel jeden Tag mit kleinen Schritten näherkommen.

HOOYA!

Gehen Sie da allein durch

Verstehen Sie mich jetzt nicht falsch: Wenn Sie mein Trainingsprogramm mit einem Partner oder einer Gruppe ausführen möchten, spricht nichts dagegen. Ich selbst trainiere auch gerne mit meinen Special-Operations-Soldaten oder mit meiner Freundin. Machen Sie sich aber niemals abhängig von einem Trainingspartner. Ansonsten haben Sie schnell eine Ausrede parat, wenn Ihr Trainingspartner einmal verhindert ist. Sie brauchen niemanden, der Sie motiviert oder dem Sie Rechenschaft ablegen müssen außer sich selbst. Eine Bodyweight-Athletin sollte sich immer auf sich selbst verlassen. Ihre Gesundheit ist kein Mannschaftssport, Ihr Leben liegt in Ihrer eigenen Verantwortung – machen Sie sich also nicht abhängig!

»Ich trainiere immer allein, weil niemand anders meinen Körper so gut kennt wie ich.«
Jennifer, 41 Jahre, Anwältin, New York City

»Für mich bedeutet Training Rückzugszeit. Jetzt kann ich mich ganz auf mich besinnen und meinen Akku wieder aufladen. In der Arbeit habe ich ständig mit anderen Menschen zu tun. Wenn ich dann mit mir und meinem Körper allein bin, finde ich zu mir selbst zurück.«
Chris, 63 Jahre, Autorin, New Orleans

TEIL 2

DAS TRAININGSPROGRAMM

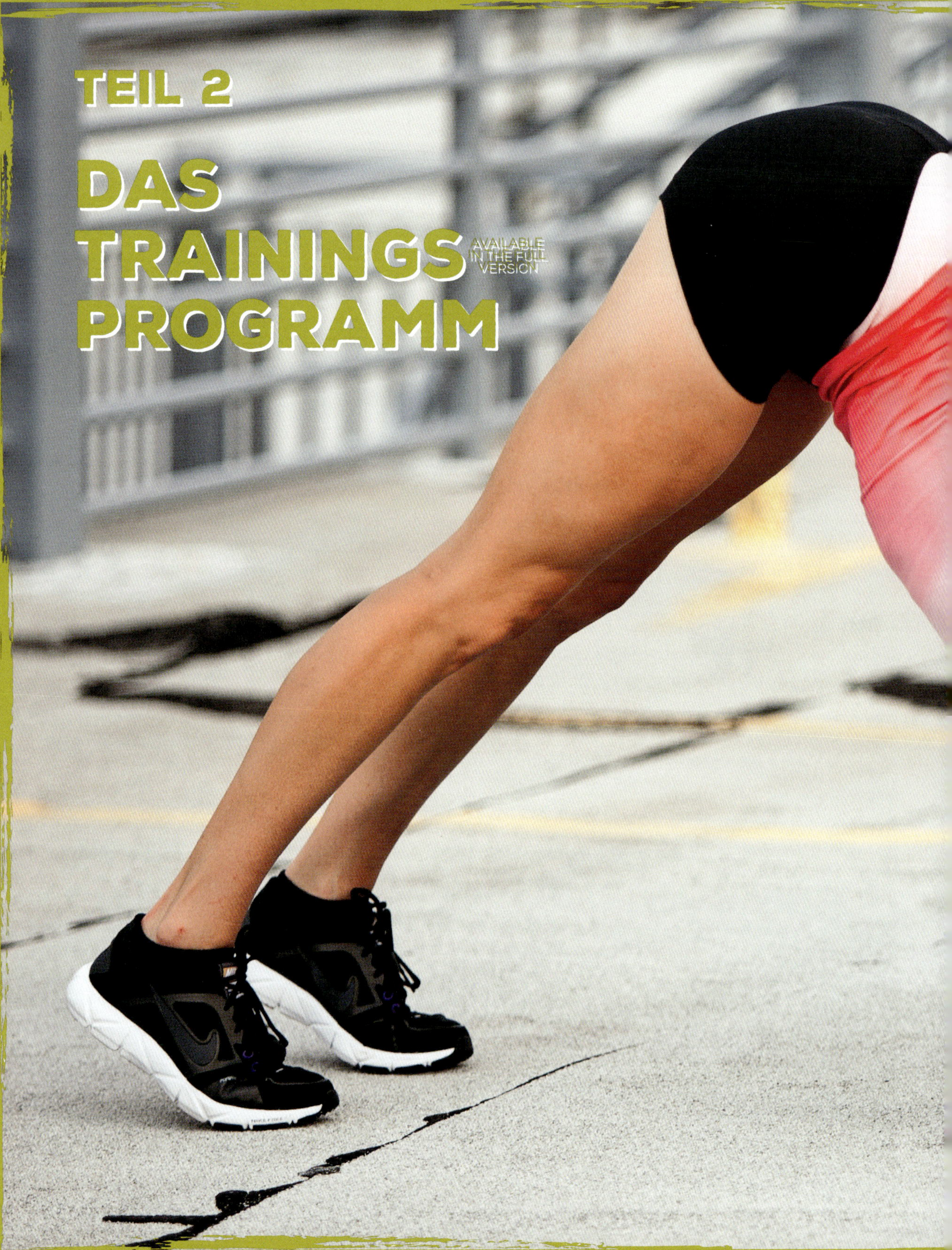

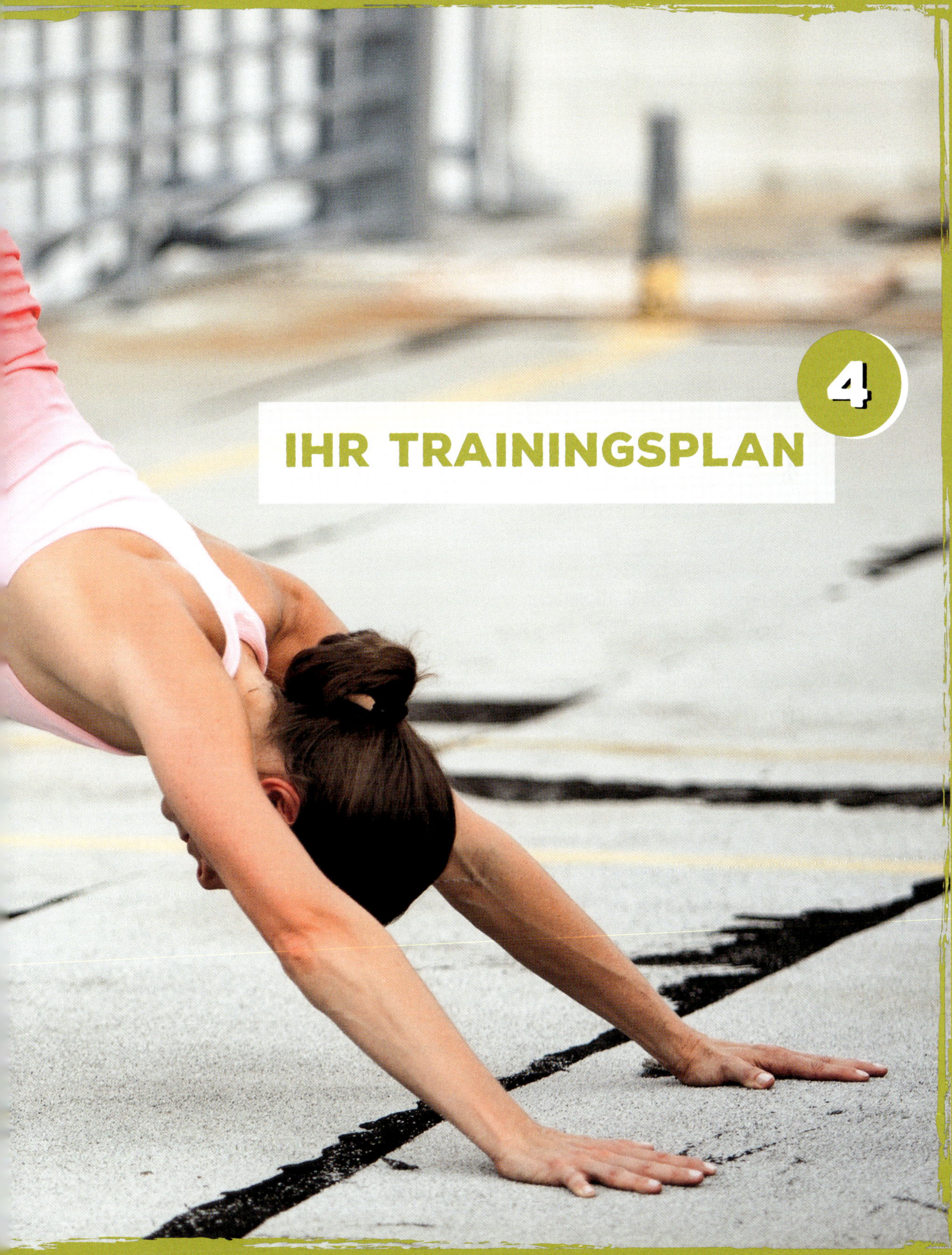

4 IHR TRAININGSPLAN

Die Übungen in diesem Buch sind in fünf Kategorien eingeteilt: Zugübungen, Kniebeugeübungen, gerade Druckübungen, Druckübungen im rechten Winkel und Beugeübungen. Innerhalb dieser Kategorien sind die Übungen nach ihrem Schwierigkeitsgrad geordnet und schreiten vom Einfachen zum Schwierigen voran. Dabei wird nicht wie beim traditionellen Krafttraining einfach mehr Gewicht aufgelegt. Stattdessen wird die Intensität erhöht, indem der Bewegungswinkel oder die Pausen verändert werden oder indem einbeinig anstelle von zweibeinig trainiert wird.

Der Winkel

Nehmen wir als Beispiel den Liegestütz. Wird dieser mit erhöhten, zum Beispiel auf einer Tischplatte aufgestützten Händen ausgeführt, ist die Übung leichter. Je weiter unten die Hände sich befinden, desto schwieriger wird die Bewegung. Am anspruchsvollsten ist die Übung, wenn schließlich sogar die Füße erhöht werden.

Pausen

Um den Schwierigkeitsgrad einer Übung zu erhöhen, kann man am schwierigsten Punkt der Bewegung einen Moment lang innehalten. Wenn Sie beispielsweise bei der Kniebeuge am tiefsten Punkt ein bis zwei Sekunden pausieren, ist die Übung sehr viel anspruchsvoller.

Einbeinige Übungen

Wenn eine Übung einbeinig oder einarmig ausgeführt wird, ist sie deutlich anspruchsvoller. Probieren Sie mal eine einbeinige Kniebeuge und Sie werden sehen, wie viel schwieriger als die beidbeinige Kniebeuge diese Bewegung ist.

In Kapitel 6 finden Sie alle Übungen. Diese sind nummeriert und in Kategorien unterteilt. Sie müssen also nur die jeweiligen Nummern in Ihren Trainingsplan eintragen. Doch bevor wir zu den Übungsbeschreibungen kommen, möchte ich Ihnen ebendiesen Trainingsplan und die Trainingszyklen erklären.

Die fünf Komponenten Ihres Trainingsplans

Ihr Trainingsplan hat fünf Komponenten: den Trainingstag, die Bewegungskategorie, die Satz- und Wiederholungszahl, die Nummer der jeweiligen Übung und schließlich die Intervalllänge.

1. Die Trainingstage

Sie trainieren stets drei Mal pro Woche, wobei immer ein Ruhetag zwischen den Trainingstagen liegen sollte. Welche Tage Sie für Ihr Training aussuchen, bleibt ansonsten Ihnen überlassen. Ich persönlich trainiere am Montag, Mittwoch und Freitag.

HOOYA!

Mit diesem Trainingsprogramm ist Ihnen zu jedem Zeitpunkt absolut klar, was Sie zu tun haben. Sie wissen, mit welchen Übungen Sie beginnen sollen, wie diese ausgeführt werden und wann Sie zum nächsten Schwierigkeitsgrad fortschreiten können. Im Militär habe ich gelernt: »Sie brauchen ein System und einen Plan. Dann sind Sie gefährlich!« Sie werden sich schnell an neu, vorher nicht machbare Übungen heranwagen. Das planlose Umherwandern von Maschine zu Maschine hat ein Ende.

In Ihrem Trainingsplan steht in der Spalte ganz links jeweils der Trainingstag, um den es geht.

Beispiel:

Tag	Bewegungskategorie	Sätze und Wiederholungen	Übungsnummer	Intervalllänge
Tag 1	Zugübung	2 x 12	3	2 Minuten
	Kniebeugeübung	2 x 12	5	3 Minuten
	gerade Druckübung	2 x 12	5	2 Minuten
	Beugeübung	2 x 12	5	3 Minuten

2. Die Bewegungskategorie

In meinem Trainingsprogramm gibt es fünf Bewegungskategorien: Zugübungen, Kniebeugeübungen, gerade Druckübungen, Druckübungen im rechten Winkel und Beugeübungen. Die zu trainierende Kategorie ist im Trainingsplan in der zweiten Spalte vermerkt. Beachten Sie bitte auch die Reihenfolge, in der die Übungen absolviert werden sollen.

Beispiel:

Tag	Bewegungskategorie	Sätze und Wiederholungen	Übungsnummer	Intervalllänge
Tag 1	Zugübung	2 x 12	3	2 Minuten
	Kniebeugeübung	2 x 12	5	3 Minuten
	gerade Druckübung	2 x 12	5	2 Minuten
	Beugeübung	2 x 12	5	3 Minuten

3. Sätze und Wiederholungen

Die mittlere Spalte gibt an, wie viele Sätze Sie von jeder Übung machen sollen und wie hoch die Wiederholungszahl innerhalb jedes Satzes ist. 2 x 12 bedeutet zum Beispiel, dass Sie zweimal hintereinander 12 Wiederholungen ausführen, mit einer kurzen Pause zwischen den beiden Sätzen.

Beispiel:

Tag	Bewegungskategorie	Sätze und Wiederholungen	Übungsnummer	Intervalllänge
Tag 1	Zugübung	2 x 12	3	2 Minuten
	Kniebeugeübung	2 x 12	5	3 Minuten
	gerade Druckübung	2 x 12	5	2 Minuten
	Beugeübung	2 x 12	5	3 Minuten

4. Die Übungen

Die vierte Spalte für die Übungen erfordert etwas mehr Aufmerksamkeit. Der Trainingsplan gibt nicht an, welche bestimmte Übung Sie auszuführen haben. Stattdessen sollten Sie bei jeder Bewegungskategorie die Nummer der Übung eintragen, die Ihrem Leistungsstand entspricht. In Ihren ersten beiden Trainingseinheiten finden wir heraus, welche Übungsvarianten für Sie geeignet sind.

Auch hierzu ein Beispiel:

Tag	Bewegungskategorie	Sätze und Wiederholungen	Übungsnummer	Intervalllänge
Tag 1	Zugübung	2 x 12	3	2 Minuten
	Kniebeugeübung	2 x 12	5	3 Minuten
	gerade Druckübung	2 x 12	5	2 Minuten
	Beugeübung	2 x 12	5	3 Minuten

5. Die Intervalllänge

Die Länge des Intervalls ist die Zeit, die für jeden Satz veranschlagt wird.

Beispiel:

Tag	Bewegungskategorie	Sätze und Wiederholungen	Übungsnummer	Intervalllänge
Tag 1	Zugübung	2 x 12	3	2 Minuten
	Kniebeugeübung	2 x 12	5	3 Minuten
	gerade Druckübung	2 x 12	5	2 Minuten
	Beugeübung	2 x 12	5	3 Minuten

Nach obigem Trainingsprogramm beginnen Sie Ihr Training also mit einer Zugübung, absolvieren 12 Wiederholungen und warten dann, bis die veranschlagten zwei Minuten abgelaufen sind, bevor Sie den zweiten Satz der Zugübung absolvieren. Beeilen Sie sich nicht, um länger Pause zu haben, sondern führen Sie alle Bewegungen mit sauberer, korrekter Technik aus. Wenn also 12 Wiederholungen der Zugübung bei Ihnen eine Minute dauern, haben Sie noch eine Minute Pause vor dem zweiten Satz. Dauert der zweite Satz ebenfalls eine Minute, haben Sie wieder eine Minute Pause, bis Sie mit dem ersten Satz der nächsten Bewegungskategorie, in diesem Fall mit der Kniebeugeübung, beginnen.

Machen Sie keine Extrapausen und achten Sie darauf, dass Sie die jeweiligen Zeiten genau einhalten. Wenn Sie zum Beispiel die Stoppuhr in Ihrem Handy benutzen, beginnen Sie mit der Zugübung um 0:00 und 2:00, mit der Kniebeugeübung um 4:00 und 7:00, mit der Druckübung um 10:00 und 12:00 und mit der Beugeübung um 14:00 und 17:00. Wenn Sie eine gewöhnliche Uhr verwenden, merken Sie sich die Zeit, zu der Sie mit dem Training beginnen, zum Beispiel 12:10. Der zweite Satz beginnt dann um 12:12, und den letzten Satz schließen Sie um 12:30 ab. Wenn man davon ausgeht, dass Sie den letzten Satz etwa in einer Minute absolvieren, dauert diese Trainingseinheit also 18 Minuten. Dann haben Sie Ihr Training für diesen Tag geschafft!

Wann Sie zum nächsten Schwierigkeitsgrad übergehen

Sobald Sie *alle* Wiederholungen einer Übung sauber und korrekt im Zeitlimit absolviert haben (mit perfekter Technik!), können Sie bei dieser Übung zum nächsten Schwierigkeitsgrad wechseln. Dazu sollten Sie sich nach dem Training einen kurzen Vermerk machen. Zeichnen Sie einfach einen aufwärts zeigenden Pfeil neben die entsprechende Übungsnummer, dann wissen Sie beim nächsten Training, dass Sie in dieser Bewegungskategorie die nächstschwerere Übung auswählen müssen.

Im unten stehenden Beispieltrainingsplan werden von allen Übungen zwei Sätze à 12 Wiederholungen (2 x 12) ausgeführt. Wenn Sie nun bei der Zugübung die Übung 3 trainieren und alle 12 Wiederholungen beider Sätze technisch perfekt innerhalb des Zeitlimits ausführen, zeichnen Sie einen Pfeil neben die 3, nachdem Sie den zweiten Satz abgeschlossen haben. Beim nächsten Training führen Sie anstelle der Übung mit der Nummer 3 dann die Übung Nummer 4 aus.

Beispiel:

Tag	Bewegungskategorie	Sätze und Wiederholungen	Übungsnummer	Intervalllänge
Tag 1	Zugübung	2 x 12	3 ↑	2 Minuten
	Kniebeugeübung	2 x 12	5	3 Minuten
	gerade Druckübung	2 x 12	5	2 Minuten
	Beugeübung	2 x 12	5	3 Minuten

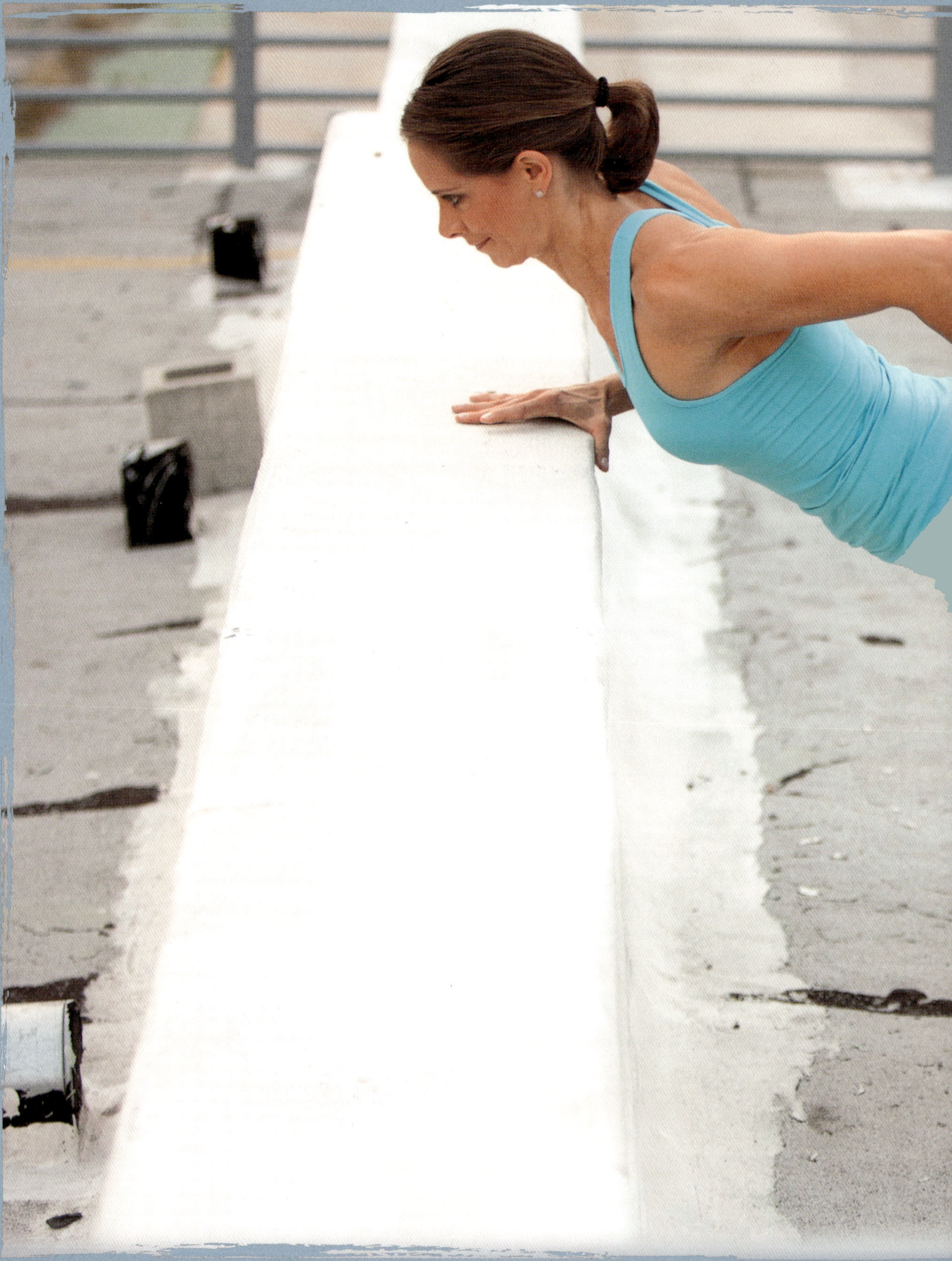

5 SO FANGEN SIE AN

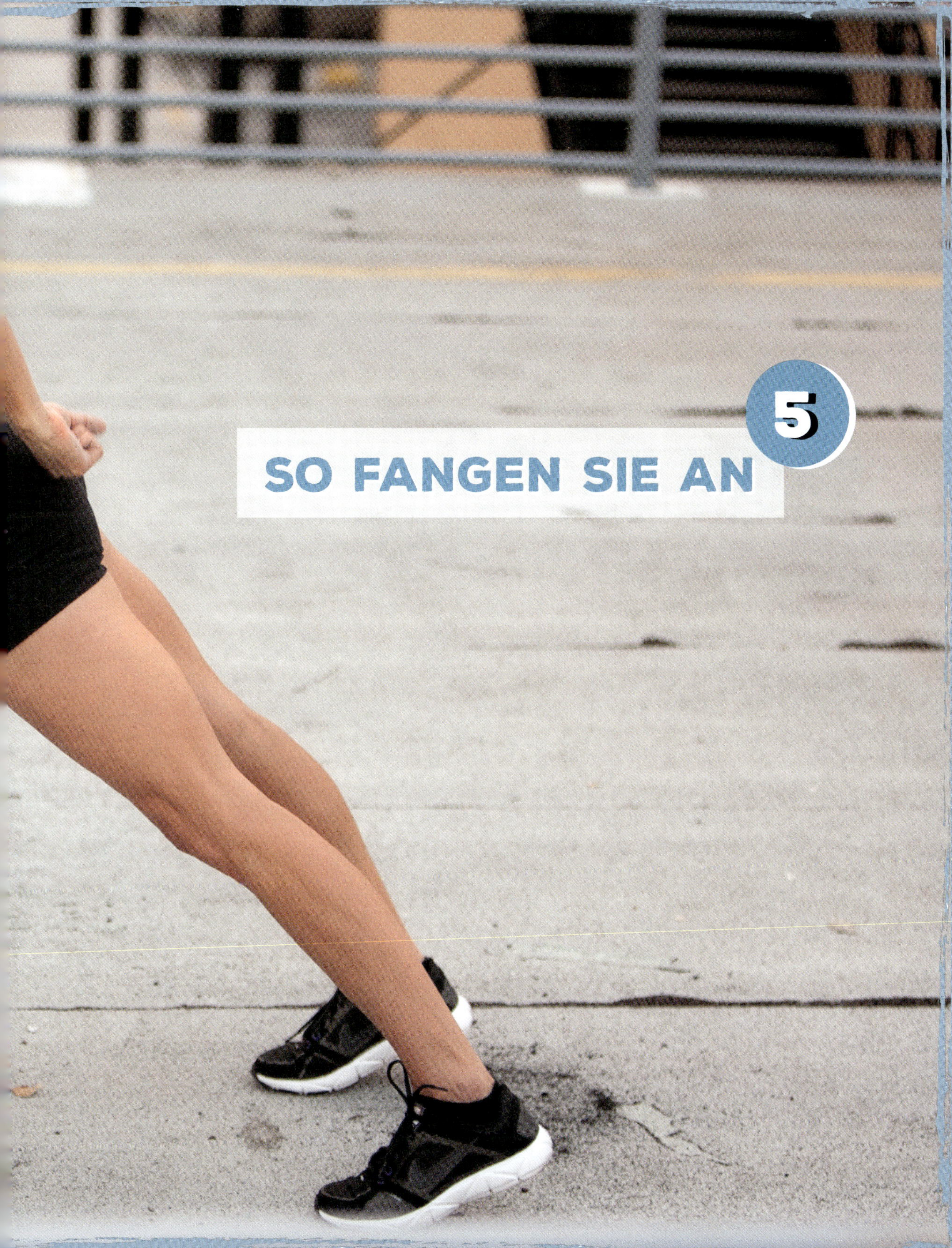

Ihr erstes Ziel ist, den richtigen Einstieg in das Programm zu finden. Dazu müssen Sie herausfinden, welche Übungsvarianten Ihrem derzeitigen Leistungsstand entsprechen. Hierzu führen Sie von der jeweils einfachsten Übung (Nummer 1) aus jeder Bewegungskategorie auf Seite 52 12 saubere Wiederholungen aus.

Wenn Sie eine Übung 12 Mal mit perfekter Technik im vorgegebenen Zeitlimit geschafft haben, gehen Sie anschließend zur Übung Nummer 3 über und führen wieder 12 Wiederholungen aus. Schaffen Sie auch hier 12 saubere Wiederholungen, fahren Sie mit den ungeraden Übungen weiter so fort, bis Sie den höchsten Schwierigkeitsgrad gefunden haben, bei dem Sie 12 technisch korrekte Wiederholungen schaffen. Sie beginnen Ihr Training in der entsprechenden Bewegungskategorie mit dieser Übung.

Beispiele:

Bei der Zugübung haben Sie die 12 Wiederholungen von Übung 1 gut geschafft, hatten dann aber Probleme mit Übung 3. Ihr Training beginnt also mit Übung 1.

Bei der Kniebeugeübung haben Sie erfolgreich 12 Wiederholungen von Übung 1, 3 und 5 absolviert, doch bei Übung 7 ließ die Ausführung zu wünschen übrig. Sie beginnen Ihr Training daher mit Übung 5.

Achten Sie immer auf einen sauberen Bewegungsablauf. Wenn die Ausführung nicht mehr stimmt oder Ihre Kräfte versagen, bevor Sie 12 Wiederholungen geschafft haben, gilt der Test als beendet. Bei den meisten Anfängern beginnt die Ausführung schon vor dem Muskelversagen zu leiden. Es fehlt an Balance, Flexibilität oder Kraft oder der Trainierende ist schlicht etwas ungeschickt, so wie ich es manchmal bin.

Jetzt, da es nur um die Standortbestimmung geht, brauchen Sie sich zwischen den Sätzen nicht zu beeilen. Nehmen Sie sich Zeit, um die Übungsbeschreibungen genau zu lesen, und machen Sie mindestens eine Minute Pause zwischen den Übungen. Hier gibt es keine Zeitvorgaben. Vor allem aber vergessen Sie nicht, sich zuerst gründlich aufzuwärmen.

HOOYA!

Richtig aufwärmen

Konventionelles statisches Dehnen ist als Aufwärmprogramm nicht geeignet. Ich schlage Ihnen folgendes Warm-up vor: Wenn Sie sich im Moment in allen Bewegungskategorien bei den Übungsnummern 1 bis 5 befinden, empfehle ich Ihnen, zweimal 90 Sekunden lang auf der Stelle zu marschieren, unterbrochen von 30 Sekunden Pause. Dann beginnen Sie mit dem Training.

Dieses kurze, aber effektive Warm-up sollten Sie unabhängig von Ihrer Leistungsfähigkeit auch vor der Standortbestimmung ausführen.

Später können Fortgeschrittene – das sind diejenigen, die sich in allen Bewegungskategorien bereits bei Übungsnummer 6 oder höher befinden – zum Aufwärmen sechs Wiederholungen der leichtesten Übung in jeder der folgenden Kategorien absolvieren. Die Übungen werden ohne Pause hintereinander ausgeführt:

1. Zugübung (die erste Übung ist das Türziehen mit leicht gebeugten Beinen, siehe Seite 68)
2. Kniebeugeübung (Therapie-Sumokniebeuge, Seite 82)
3. Druckübung im rechten Winkel (Liegestütz mit den Händen auf Brustbeinhöhe, Seite 110)
4. Beugeübung (Good Morning, Seite 122)

Dann atmen Sie einige Male kräftig durch und machen zwei weitere Durchgänge. Das gesamte Aufwärmprogramm sollte nicht länger als 5 Minuten dauern. Danach können Sie direkt mit Ihrem Workout beginnen. Erfahrene Sportler können später auch schwierigere Übungen für ihr Warm-up auswählen.

Auf die Plätze, fertig, los!

Ran an den Speck! Jetzt wird es ernst. Für Ihre Standortbestimmung benutzen Sie bitte die folgende Tabelle:

ANFÄNGLICHE STANDORTBESTIMMUNG			
Tag	**Bewegungskategorie**	**Sätze und Wiederholungen**	**Schwierigste Übung, von der Sie 12 Wdh. sauber ausgeführt haben**
1. Test-Tag	Zugübung	12 Wiederholungen der ungeraden Übungsnummern (1, 3, 5, 7...)	
	Kniebeugeübung	12 Wiederholungen der ungeraden Übungsnummern (1, 3, 5, 7...)	
	Drucküb ung im rechten Winkel	12 Wiederholungen der ungeraden Übungsnummern (1, 3, 5, 7...)	
2. Test-Tag	gerade Druckübung	12 Wiederholungen der ungeraden Übungsnummern (1, 3, 5, 7...)	
	Beugeübung	12 Wiederholungen der ungeraden Übungsnummern (1, 3, 5, 7...)	

1. Trainingszyklus

Jetzt wissen Sie, mit welchen Übungsnummern Sie Ihren ersten Trainingszyklus beginnen sollen. Benutzen Sie folgende Tabelle für Ihre ersten vier Trainingswochen.

1. ZYKLUS: WOCHE 1				
Tag	**Bewegungskategorie**	**Sätze und Wiederholungen**	**Übungsnummer**	**Intervalllänge**
Tag 1	Zugübung	2 x 12		2 Min.
	Kniebeugeübung	2 x 12		3 Min.
	gerade Druckübung	2 x 12		2 Min.
	Beugeübung	2 x 12		3 Min.
Tag 2	Zugübung	2 x 12		2 Min.
	Kniebeugeübung	2 x 12		3 Min.
	Druckübung im rechten Winkel	2 x 12		2 Min.
	Beugeübung	2 x 12		3 Min.
Tag 3	Zugübung	2 x 12		2 Min.
	Kniebeugeübung	2 x 12		3 Min.
	gerade Druckübung	2 x 12		2 Min.
	Beugeübung	2 x 12		3 Min.

1. ZYKLUS: WOCHE 2				
Tag	**Bewegungskategorie**	**Sätze und Wiederholungen**	**Übungsnummer**	**Intervalllänge**
Tag 1	Zugübung	2 x 12		2 Min.
	Kniebeugeübung	2 x 12		3 Min.
	Druckübung im rechten Winkel	2 x 12		2 Min.
	Beugeübung	2 x 12		3 Min.
Tag 2	Zugübung	2 x 12		2 Min.
	Kniebeugeübung	2 x 12		3 Min.
	gerade Druckübung	2 x 12		2 Min.
	Beugeübung	2 x 12		3 Min.
Tag 3	Zugübung	2 x 12		2 Min.
	Kniebeugeübung	2 x 12		3 Min.
	Druckübung im rechten Winkel	2 x 12		2 Min.
	Beugeübung	2 x 12		3 Min.

↑ Wann immer Sie zum nächsten Schwierigkeitsgrad wechseln können, machen Sie einen Pfeil in die entsprechende Spalte.

1. ZYKLUS: WOCHE 3				
Tag	**Bewegungskategorie**	**Sätze und Wiederholungen**	**Übungsnummer**	**Intervalllänge**
Tag 1	Zugübung	3 x 10		2 Min.
	Kniebeugeübung	3 x 10		3 Min.
	gerade Druckübung	3 x 10		2 Min.
	Beugeübung	3 x 10		3 Min.
Tag 2	Zugübung	3 x 10		2 Min.
	Kniebeugeübung	3 x 10		3 Min.
	Druckübung im rechten Winkel	3 x 10		2 Min.
	Beugeübung	3 x 10		3 Min.
Tag 3	Zugübung	3 x 10		2 Min.
	Kniebeugeübung	3 x 10		3 Min.
	gerade Druckübung	3 x 10		2 Min.
	Beugeübung	3 x 10		3 Min.

1. ZYKLUS: WOCHE 4				
Tag	**Bewegungskategorie**	**Sätze und Wiederholungen**	**Übungsnummer**	**Intervalllänge**
Tag 1	Zugübung	3 x 10		2 Min.
	Kniebeugeübung	3 x 10		3 Min.
	Druckübung im rechten Winkel	3 x 10		2 Min.
	Beugeübung	3 x 10		3 Min.
Tag 2	Zugübung	3 x 10		2 Min.
	Kniebeugeübung	3 x 10		3 Min.
	gerade Druckübung	3 x 10		2 Min.
	Beugeübung	3 x 10		3 Min.
Tag 3	Zugübung	3 x 10		2 Min.
	Kniebeugeübung	3 x 10		3 Min.
	Druckübung im rechten Winkel	3 x 10		2 Min.
	Beugeübung	3 x 10		3 Min.

↑ Wann immer Sie zum nächsten Schwierigkeitsgrad wechseln können, machen Sie einen Pfeil in die entsprechende Spalte.

HOOYA!

Veröffentlichen Sie Ihren Leistungsstand in meinem Forum!

Alle Übungen, bei denen Sie bei der Standortbestimmung keine 12 sauberen Wiederholungen geschafft haben, sollten Sie sich notieren. Schreiben Sie auch auf, wie viele Wiederholungen Sie tatsächlich geschafft haben. Ich schlage vor, dass Sie die entsprechenden Übungen (zum Beispiel die Zugübung Nr. 5) in meinem Forum auf www.fit-ohne-geraete.de niederschreiben. Nach zwei Monaten sollten Sie diese Übungen, von denen Sie anfangs keine 12 Wiederholungen geschafft haben, noch einmal testen. Führen Sie so viele saubere Wiederholungen aus wie möglich und setzen Sie diese Zahl im Forum neben Ihren ersten Post. Sie werden erstaunt sein!

2. Trainingszyklus

Für diese zweite Trainingsphase gelten die gleichen Anweisungen wie für die erste. Allerdings kommt nun eine dynamische Bewegungsausführung dazu. Jetzt soll der konzentrische Teil der Bewegung (die Aufwärtsbewegung) sauber und gleichzeitig so schnell und kraftvoll wie möglich erfolgen. Nehmen wir als Beispiel eine Druckübung (Liegestütz): Der konzentrische Teil ist die Phase, in der Sie den Körper nach oben drücken. Diese Bewegung soll schnell und kraftvoll erfolgen. Bei einer Zugübung (Klimmzug) ziehen Sie sich schnell nach oben.

Achten Sie dabei wie immer auf korrekte Bewegungsausführung. Dies ist stets Ihr primäres Ziel. In diesem zweiten Trainingszyklus rührt Ihr Leistungsfortschritt von der dynamischen, kraftvollen Aufwärtsbewegung bei zugleich sauberer Technik her.

Die Abwärtsbewegung erfolgt langsam und kontrolliert wie im ersten Trainingszyklus. Außerdem wird auf Pausen verzichtet. Alle Übungen werden jetzt im Minutenrhythmus absolviert. Sie trainieren nur noch 3 Wiederholungen, aber 10 Sätze pro Übung. Das macht 10 Minuten pro Übung.

Dadurch entwickelt sich Ihre Fähigkeit, Motoneuronen zu aktivieren und dabei mehr Muskelfasern einzusetzen. Je besser Sie diese Fertigkeit entwickeln, desto längere Regenerationszeiten benötigen Sie. Deshalb ist der zweite Trainingstag der Woche auch relativ locker.

Wann Sie zum nächsten Schwierigkeitsgrad wechseln

In diesem Trainingszyklus können Sie zur nächstschwierigeren Übung übergehen, sobald Sie 3 Sätze mit 9 Wiederholungen schaffen. Dies testen Sie an jedem dritten Trainingstag der Woche. In diesem Zyklus wird also nur noch einmal pro Woche der Trainingsfortschritt gemessen. Aufwärtspfeile werden also nur an Tag 3 eingetragen.

2. ZYKLUS: WOCHE 1				
Tag	**Bewegungskategorie**	**Sätze und Wiederholungen**	**Übungsnummer**	**Intervalllänge**
Tag 1 dynamische Bewegung	Zugübung	10 x 3		1 Min.
	Kniebeugeübung	10 x 3		1 Min.
	Druckübung im rechten Winkel	10 x 3		1 Min.
	Beugeübung	10 x 3		1 Min.
Tag 2	Zugübung	2 x 7		2 Min.
	Kniebeugeübung	2 x 7		3 Min.
	gerade Druckübung	2 x 7		2 Min.
	Beugeübung	2 x 7		3 Min.
Tag 3	Zugübung	3 x 9		2 Min.
	Kniebeugeübung	3 x 9		3 Min.
	Druckübung im rechten Winkel	3 x 9		2 Min.
	Beugeübung	3 x 9		3 Min.

2. ZYKLUS: WOCHE 2				
Tag	**Bewegungskategorie**	**Sätze und Wiederholungen**	**Übungsnummer**	**Intervalllänge**
Tag 1 dynamische Bewegung	Zugübung	10 x 3		1 Min.
	Kniebeugeübung	10 x 3		1 Min.
	gerade Druckübung	10 x 3		1 Min.
	Beugeübung	10 x 3		1 Min.
Tag 2	Zugübung	2 x 7		2 Min.
	Kniebeugeübung	2 x 7		3 Min.
	Druckübung im rechten Winkel	2 x 7		2 Min.
	Beugeübung	2 x 7		3 Min.
Tag 3	Zugübung	3 x 9		2 Min.
	Kniebeugeübung	3 x 9		3 Min.
	gerade Druckübung	3 x 9		2 Min.
	Beugeübung	3 x 9		3 Min.

↑ Wenn Sie zum nächsten Schwierigkeitsgrad wechseln können, machen Sie an Tag 3 einen Pfeil in die entsprechende Spalte.

2. ZYKLUS: WOCHE 3				
Tag	**Bewegungskategorie**	**Sätze und Wiederholungen**	**Übungsnummer**	**Intervalllänge**
Tag 1 dynamische Bewegung	Zugübung	10 x 3		1 Min.
	Kniebeugeübung	10 x 3		1 Min.
	Druckübung im rechten Winkel	10 x 3		1 Min.
	Beugeübung	10 x 3		1 Min.
Tag 2	Zugübung	2 x 7		2 Min.
	Kniebeugeübung	2 x 7		3 Min.
	gerade Druckübung	2 x 7		2 Min.
	Beugeübung	2 x 7		3 Min.
Tag 3	Zugübung	3 x 9		2 Min.
	Kniebeugeübung	3 x 9		3 Min.
	Druckübung im rechten Winkel	3 x 9		2 Min.
	Beugeübung	3 x 9		3 Min.

2. ZYKLUS: WOCHE 4				
Tag	**Bewegungskategorie**	**Sätze und Wiederholungen**	**Übungsnummer**	**Intervalllänge**
Tag 1 dynamische Bewegung	Zugübung	10 x 3		1 Min.
	Kniebeugeübung	10 x 3		1 Min.
	gerade Druckübung	10 x 3		1 Min.
	Beugeübung	10 x 3		1 Min.
Tag 2	Zugübung	2 x 7		2 Min.
	Kniebeugeübung	2 x 7		3 Min.
	Druckübung im rechten Winkel	2 x 7		2 Min.
	Beugeübung	2 x 7		3 Min.
Tag 3	Zugübung	3 x 9		2 Min.
	Kniebeugeübung	3 x 9		3 Min.
	gerade Druckübung	3 x 9		2 Min.
	Beugeübung	3 x 9		3 Min.

↑ Wenn Sie zum nächsten Schwierigkeitsgrad wechseln können, machen Sie an Tag 3 einen Pfeil in die entsprechende Spalte.

3. Trainingszyklus

Zusätzlich zu den Trainingsformen, die Sie bereits in den ersten beiden Zyklen kennengelernt haben, beginnen Sie nun, von Zeit zu Zeit mit niedrigerer Wiederholungszahl, aber höherer Intensität zu trainieren. Diese Trainingsform heißt »3x3-Pyramide«. Sie ermöglicht es Ihnen, Übungen kennenzulernen, die Sie mit höherer Wiederholungszahl noch nicht schaffen würden.

Dies geschieht jeweils am zweiten Trainingstag in jeder geraden Woche. Sie absolvieren in jeder Bewegungskategorie 3 Sätze à 3 Wiederholungen, wobei jeder Satz mit einer anderen Übungsvariante trainiert wird: der erste Satz mit Ihrer aktuellen Übung, die Sie im zweiten Trainingszyklus am dritten Tag mit 3 x 9 Wiederholungen geschafft haben. Beim zweiten Satz wechseln Sie zur nächstschwierigeren Übung, und der letzte Satz wird dann sogar mit der Übung 2 absolviert, die sich zwei Schwierigkeitsstufen über Ihrem aktuellen Level befindet. Eine solche Trainingsform mit gesteigerter Intensität nennt man Pyramide. Wenn Sie also zum Beispiel bei den Zugübungen im Moment bei Übung 12 angekommen sind, trainieren Sie Satz 1 mit Übung 12, Satz 2 mit Übung 13 und Satz 3 mit Übung 14. Achten Sie bitte auch hier auf die Intervallpausen. Sie beginnen den nächsten Satz nach 2 bzw. 3 Minuten.

Zum nächsten Schwierigkeitsgrad übergehen

In diesem dritten Zyklus können Sie dann zur nächstschwierigeren Übung wechseln, wenn Sie 3 x 8 Wiederholungen mit einer Übung schaffen. Ihre Leistungsfähigkeit überprüfen Sie jetzt nur noch alle zwei Wochen, und zwar am dritten Tag jeder geraden Woche.

3. ZYKLUS: WOCHE 1				
Tag	**Bewegungskategorie**	**Sätze und Wiederholungen**	**Übungsnummer**	**Intervalllänge**
Tag 1 dynamische Bewegung	Zugübung	10 x 3		1 Min.
	Kniebeugeübung	10 x 3		1 Min.
	Druckübung im rechten Winkel	10 x 3		1 Min.
	Beugeübung	10 x 3		1 Min.
Tag 2	Zugübung	4 x 6		2 Min.
	Kniebeugeübung	4 x 6		3 Min.
	gerade Druckübung	4 x 6		2 Min.
	Beugeübung	4 x 6		3 Min.
Tag 3	Zugübung	3 x 7		2 Min.
	Kniebeugeübung	3 x 7		3 Min.
	Druckübung im rechten Winkel	3 x 7		2 Min.
	Beugeübung	3 x 7		3 Min.

3. ZYKLUS: WOCHE 2				
Tag	**Bewegungskategorie**	**Sätze und Wiederholungen**	**Übungsnummer**	**Intervalllänge**
Tag 1 dynamische Bewegung	Zugübung	2 x 8		2 Min.
	Kniebeugeübung	2 x 8		3 Min.
	gerade Druckübung	2 x 8		2 Min.
	Beugeübung	2 x 8		3 Min.
Tag 2 3x3-Pyramide	Zugübung	3 x 3		2 Min.
	Kniebeugeübung	3 x 3		3 Min.
	Druckübung im rechten Winkel	3 x 3		2 Min.
	Beugeübung	3 x 3		3 Min.
Tag 3	Zugübung	3 x 8		2 Min.
	Kniebeugeübung	3 x 8		3 Min.
	gerade Druckübung	3 x 8		2 Min.
	Beugeübung	3 x 8		3 Min.

↑ Wenn Sie zum nächsten Schwierigkeitsgrad wechseln können, machen Sie an Tag 3 in Woche 2 einen Pfeil in die entsprechende Spalte.

3. ZYKLUS: WOCHE 3				
Tag	**Bewegungskategorie**	**Sätze und Wiederholungen**	**Übungsnummer**	**Intervalllänge**
Tag 1 dynamische Bewegung	Zugübung	10 x 3		1 Min.
	Kniebeugeübung	10 x 3		1 Min.
	gerade Druckübung	10 x 3		1 Min.
	Beugeübung	10 x 3		1 Min.
Tag 2	Zugübung	4 x 6		2 Min.
	Kniebeugeübung	4 x 6		3 Min.
	Druckübung im rechten Winkel	4 x 6		2 Min.
	Beugeübung	4 x 6		3 Min.
Tag 3	Zugübung	3 x 7		2 Min.
	Kniebeugeübung	3 x 7		3 Min.
	gerade Druckübung	3 x 7		2 Min.
	Beugeübung	3 x 7		3 Min.

3. ZYKLUS: WOCHE 4				
Tag	**Bewegungskategorie**	**Sätze und Wiederholungen**	**Übungsnummer**	**Intervalllänge**
Tag 1 dynamische Bewegung	Zugübung	2 x 8		2 Min.
	Kniebeugeübung	2 x 8		3 Min.
	Druckübung im rechten Winkel	2 x 8		2 Min.
	Beugeübung	2 x 8		3 Min.
Tag 2 3x3-Pyramide	Zugübung	3 x 3		2 Min.
	Kniebeugeübung	3 x 3		3 Min.
	gerade Druckübung	3 x 3		2 Min.
	Beugeübung	3 x 3		3 Min.
Tag 3	Zugübung	3 x 8		2 Min.
	Kniebeugeübung	3 x 8		3 Min.
	Druckübung im rechten Winkel	3 x 8		2 Min.
	Beugeübung	3 x 8		3 Min.

↑ Wenn Sie zum nächsten Schwierigkeitsgrad wechseln können, machen Sie an Tag 3 in Woche 4 einen Pfeil in die entsprechende Spalte.

HOOYA!

Um genau den richtigen Moment zu finden, in dem man von einem Zyklus zum nächsten wechseln sollte, muss man das Prinzip von Belastung und Entlastung kennen und anwenden. Die folgenden Tipps helfen Ihnen, immer die richtige Entscheidung zu treffen:

1. Trainingszyklus

Wiederholen Sie die letzten beiden Trainingswochen in diesem Zyklus, bis Sie an drei aufeinanderfolgenden Trainingstagen in keiner der fünf Bewegungskategorien zur nächstschwierigeren Übung wechseln konnten.

2. Trainingszyklus

Wiederholen Sie den ganzen Zyklus, bis Sie zwei Wochen lang in keiner der Übungen zur nächsten Stufe wechseln konnten.

3. Trainingszyklus

Wiederholen Sie den ganzen Zyklus, bis Sie einen Monat lang in keiner Übungskategorie Fortschritte erzielt haben. Danach empfehle ich Ihnen, zu dem Trainingsprogramm in Fit ohne Geräte überzuwechseln oder die Intensität und den Umfang des dritten Zyklus an Ihre persönlichen Bedürfnisse anzupassen!

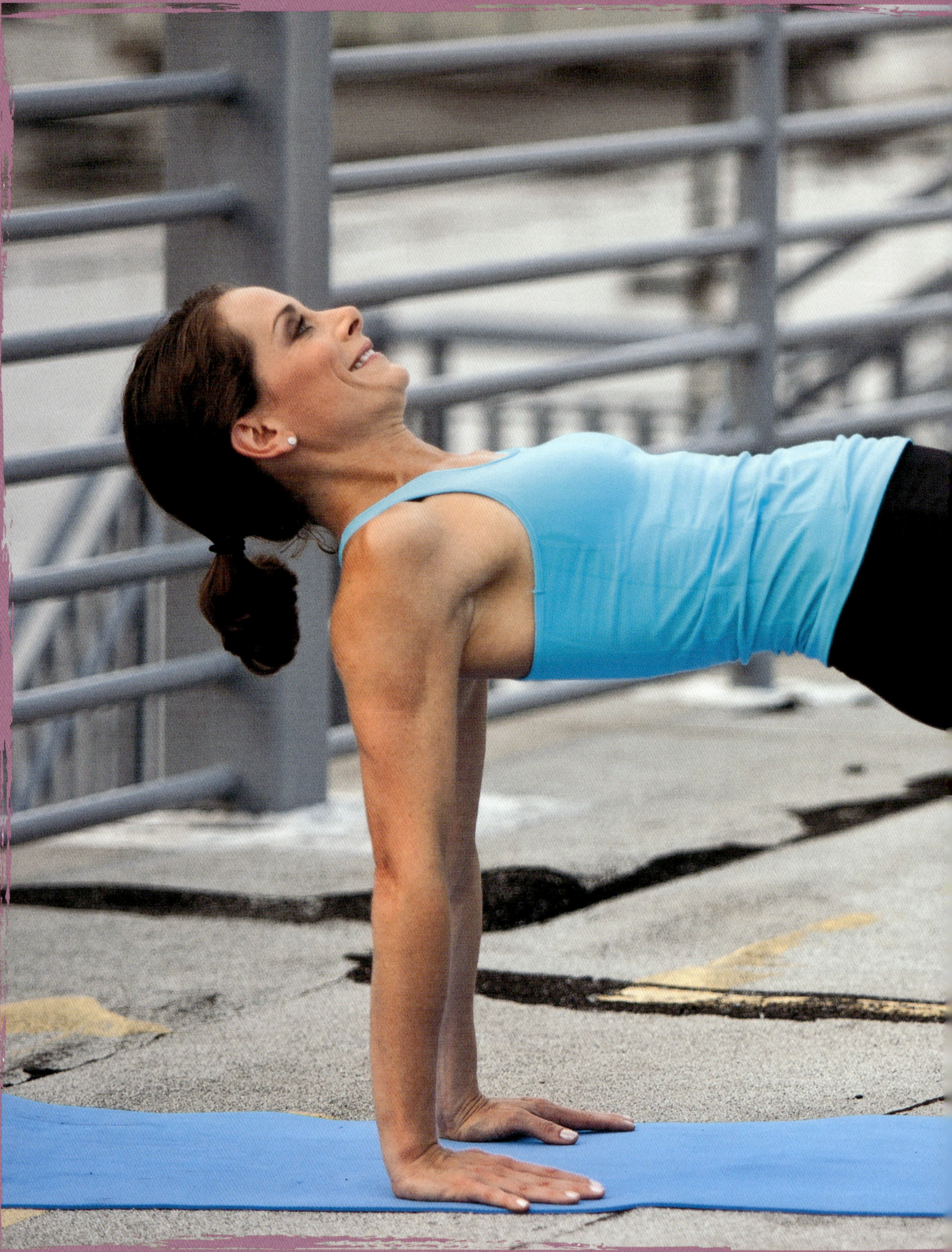

6 DIE BEWEGUNGS KATEGORIEN, ÜBUNGEN UND STEIGERUNGS MÖGLICHKEITEN

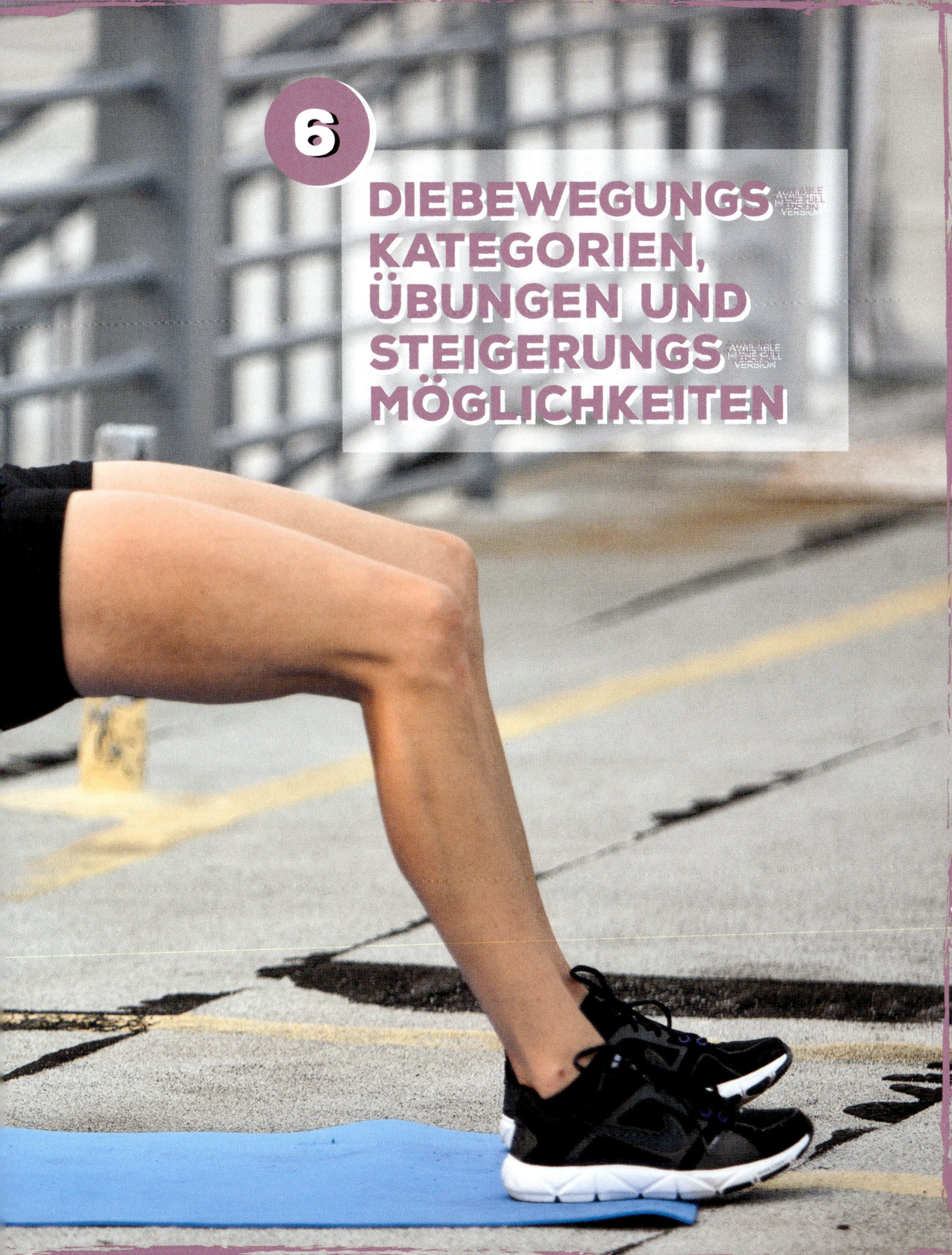

In diesem Buch finden Sie insgesamt 125 verschiedene Übungen. Jede der fünf Bewegungskategorien – Zugübungen, Kniebeugeübungen, gerade Druckübungen, Druckübungen im rechten Winkel und Beugeübungen – ist mit 25 Übungen vertreten, wobei Übung 1 jeweils die einfachste ist und Übung 25 die schwierigste.

Top-Tipps

Zu Beginn jeder Bewegungskategorie gebe ich Ihnen Top-Tipps, das sind Expertenratschläge, die sich auf alle Übungen dieser Kategorie beziehen.

Übungen und Variationen

Sie werden feststellen, dass sich die Übungen in einer Kategorie häufig nur leicht voneinander unterscheiden, die Grundbewegung aber gleich bleibt. Oft wird bei einer schwierigeren Variante die Bewegung einfach langsamer ausgeführt oder kurz angehalten. Bei der Übungsbeschreibung beschränke ich mich dann auf die Änderung, auf die es bei der entsprechenden Variante ankommt. Die Grundübung wird nur einmal bei der einfachsten Variante erklärt. Wer bereits das erste Buch *Fit ohne Geräte* gelesen hat, erkennt vielleicht einige Übungen wieder, wird aber gleichzeitig feststellen, dass ich viele Bewegungen abgewandelt und optimiert habe.

Einen Gang runterschalten oder zulegen

Am Ende der meisten Übungsbeschreibungen finden Sie den Abschnitt »Wollen Sie einen Gang runterschalten?«. Dieser gibt Anregungen, wie Sie die jeweilige Übung etwas vereinfachen können, wenn Ihnen der Übergang von der letzten Übung zu dieser besonders schwergefallen ist. Gehen Sie auf jeden Fall nie zur nächsten Variante über, wenn Sie nicht alle geforderten Wiederholungen sauber ausgeführt haben.

Die letzte und anspruchsvollste Übung jeder Kategorie enthält einen Abschnitt »Wollen Sie einen Gang zulegen?«. Hier finden Sie Anregungen, wie Sie sich weiterentwickeln können, wenn Sie die schwierigste Variante beherrschen.

Pausen

Um die Intensität der Übungen zu erhöhen, bauen wir ein- oder zweisekündige Pausen in die Bewegung ein. Mogeln Sie nicht! Die Pause beginnt erst, wenn Sie zum Stillstand gekommen sind. Ich empfehle Ihnen, die Sekunden laut oder zumindest im Kopf anzusagen. Für eine Sekunde Pause sagen Sie: »Eine Sekunde Pause.« Für zwei Sekunden Pause: »Eine Sekunde Pause, zwei Sekunden Pause.« Erst dann setzen Sie die Bewegung fort.

Wenn Sie noch keinen ganzen Satz mit den vorgegebenen Pausen schaffen, können Sie zum Ende des Satzes die Pausen verkürzen oder weglassen, um alle Wiederholungen zu schaffen. Aber vergessen Sie nicht, dass Sie erst dann zur nächstschwierigeren Übung wechseln sollten, wenn Sie den gesamten Satz mit den vorgegebenen Pausen und mit perfekter Technik geschafft haben.

Der Einsatz von Haushaltsgegenständen

Bei manchen Übungen benötigen Sie Haushaltsgegenstände wie einen Tisch oder einen Stuhl. Wann immer Sie solche Gegenstände einsetzen, müssen Sie diese zuvor auf ihre absolute Unversehrtheit und Stabilität überprüfen. Testen Sie die Geräte unter Belastung, um sicherzugehen, dass Sie Ihr Gewicht halten.

Wenn Sie stattdessen lieber ein extra zu diesem Zweck entwickeltes Gerät kaufen möchten, dann empfehle ich Ihnen, sich eine höhenverstellbare Klimmzugstange zuzulegen, mit der Sie alle in diesem Buch beschriebenen Übungen absolvieren können. Dieses Gerät können Sie schnell und einfach in einem Türrahmen anbringen.

HOOYA!

Wiederholungsgeschwindigkeit

Bei allen Übungen in diesem Buch sollte die Abwärtsbewegung langsam und kontrolliert erfolgen und etwa zwei Sekunden dauern. Nur die Geschwindigkeit des konzentrischen Teils der Bewegung, also der Aufwärtsbewegung, wird variiert: Beim Aufwärmen und bei Übungen, die Sie noch nicht gut beherrschen, erfolgt die Aufwärtsbewegung langsam und kontrolliert und dauert etwa 2 Sekunden. Achten Sie auf eine korrekte Technik. Später kann dieser Teil der Bewegung auch explosiv und dynamisch ausgeführt werden. Explosive Bewegungen beanspruchen nämlich mehr Muskelfasern als langsame Bewegungen. Ihr Ziel ist es dann, den konzentrischen Teil der Bewegung unter 1 Sekunde zu absolvieren. Gleichzeitig bleibt die Abwärtsbewegung langsam und kontrolliert: unter 1 Sekunde hoch und 2 Sekunden runter – stets mit sauberer Technik!

ZUGÜBUNGEN

Zugübungen trainieren den gesamten Rücken – Latissimus, Rückenstrecker, Rhomboideii – sowie Bizeps, Unterarm, den hinteren Anteil des Deltamuskels und den Rumpf.

Top-Tipp

Bei allen Zugübungen sollten Sie vor jeder Wiederholung, wenn die Arme ganz ausgestreckt sind, die Schulterblätter auseinanderziehen, sodass Sie eine Dehnung im Schulterbereich verspüren. Wenn Sie mit der Zugbewegung beginnen, ziehen Sie die Schulterblätter dann zusammen.

Die Zugübungen in der Reihenfolge ihres Schwierigkeitsgrads

1. Türziehen mit leicht gebeugten Knien
2. Türziehen mit leicht gebeugten Knien und 2 Sekunden Pause
3. Türziehen
4. Türziehen mit 2 Sekunden Pause
5. Einarmiges Türziehen mit leicht gebeugten Knien
6. Einarmiges Türziehen mit leicht gebeugten Knien und 2 Sekunden Pause
7. Einarmiges Türziehen
8. Einarmiges Türziehen mit 2 Sekunden Pause
9. Umgekehrtes Bankdrücken mit Knien im rechten Winkel
10. Umgekehrtes Bankdrücken mit Knien im rechten Winkel und 1 Sekunde Pause
11. Umgekehrtes Bankdrücken mit Knien im rechten Winkel und 2 Sekunden Pause
12. Umgekehrtes Bankdrücken mit leicht gebeugten Knien
13. Umgekehrtes Bankdrücken mit leicht gebeugten Knien und 1 Sekunde Pause
14. Umgekehrtes Bankdrücken mit leicht gebeugten Knien und 2 Sekunden Pause
15. Umgekehrtes Bankdrücken mit gestreckten Beinen
16. Umgekehrtes Bankdrücken mit gestreckten Beinen und 1 Sekunde Pause
17. Umgekehrtes Bankdrücken mit gestreckten Beinen und 2 Sekunden Pause

18. Umgekehrtes Bankdrücken mit erhöhten Füßen
19. Klimmzug mit Hilfestellung
20. Klimmzug mit Hilfestellung und 2 Sekunden ohne Hilfe (Abwärtsbewegung)
21. Klimmzug mit Hilfestellung und 3 Sekunden ohne Hilfe (Abwärtsbewegung)
22. Klimmzug mit Hilfestellung und 4 Sekunden ohne Hilfe (Abwärtsbewegung)
23. Klimmzug mit Hilfestellung, 3 Sekunden ohne Hilfe (Abwärtsbewegung) und 1 Sekunde Pause
24. Klimmzug mit Hilfestellung, 4 Sekunden ohne Hilfe (Abwärtsbewegung) und 1 Sekunde Pause
25. Klimmzug

1 TÜRZIEHEN MIT LEICHT GEBEUGTEN KNIEN

Sie stehen vor einer weit geöffneten, stabilen Tür und befestigen ein Handtuch, wie auf dem Foto abgebildet, an beiden Türgriffen. Diese Übung kann alternativ auch an einem horizontalen oder vertikalen Pfosten ausgeführt werden. Anstelle eines Handtuches kann auch ein Seil verwendet werden, das auf Hüfthöhe angebracht wird. Halten Sie nun beide Enden des Handtuches dicht an den Türgriffen.

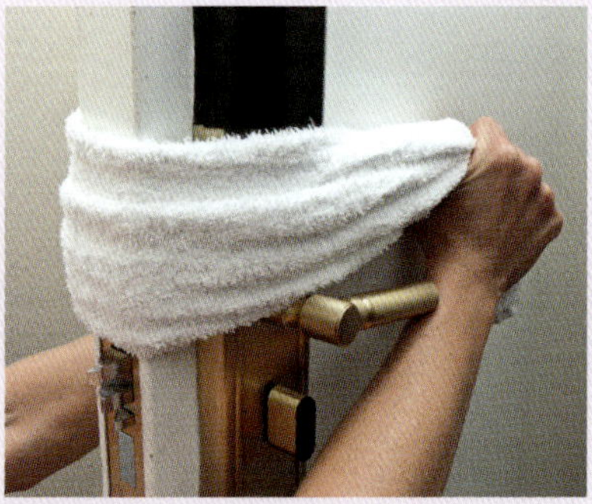

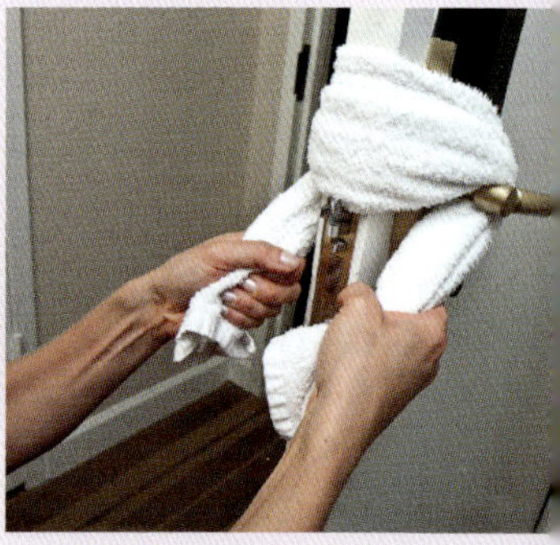

Ihre Füße befinden sich direkt unterhalb der Türgriffe und umschließen die Tür fest. Achten Sie auf gute Bodenhaftung und tragen Sie möglichst ein Paar Sportschuhe. Lehnen Sie sich jetzt zurück, bis die Arme durchgestreckt sind und die Knie einen Winkel von 45 Grad bilden. Der Rücken ist gestreckt. Nun ziehen Sie den Oberkörper so weit wie möglich zu den Händen heran und ziehen dabei die Schulterblätter zusammen. Achten Sie darauf, dass die Füße flach auf dem Boden bleiben und Sie den Winkel in den Knien beibehalten. Schließlich bewegen Sie sich langsam und kontrolliert in die Ausgangsposition zurück und ziehen die Schulterblätter wieder auseinander.

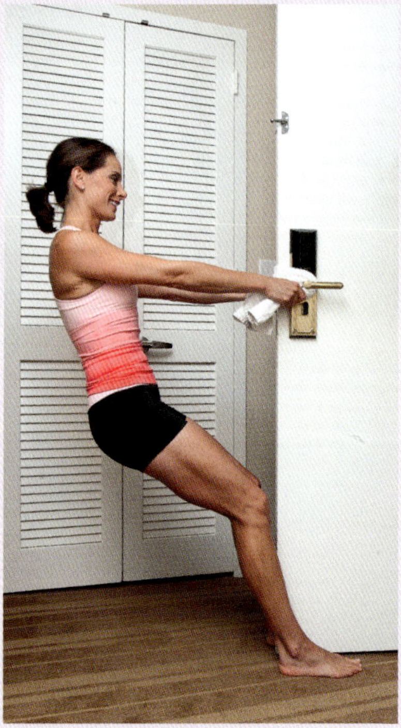

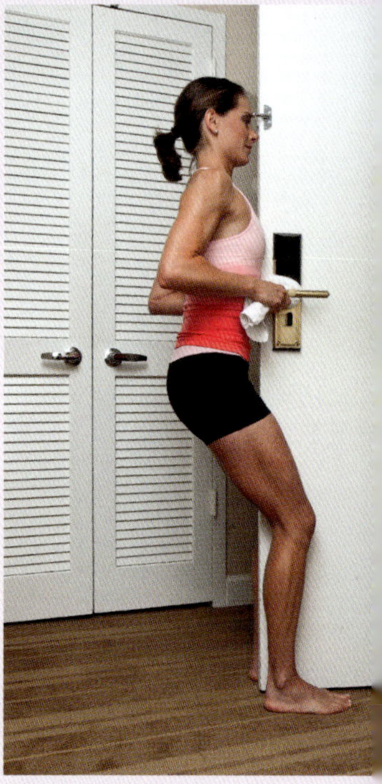

Wollen Sie einen Gang runterschalten? Die Übung wird leichter, wenn Sie die Füße etwas näher unter dem Körper aufsetzen. Sobald Sie mehr Kraft entwickelt haben, sollten Sie die Füße dann weiter vorne platzieren. Erst wenn Sie die Übung mit den Füßen direkt unter den Türgriffen ausführen können, sollten Sie zur nächsten Variante übergehen.

2 TÜRZIEHEN MIT LEICHT GEBEUGTEN KNIEN UND 2 SEKUNDEN PAUSE

Wenn Sie am Ende der Zugbewegung mit dem Oberkörper Ihre Hände berühren, pausieren Sie 2 Sekunden lang in dieser Position und halten dabei die Schulterblätter zusammengezogen. Gehen Sie dann langsam wieder in die Ausgangsstellung zurück.

3 TÜRZIEHEN

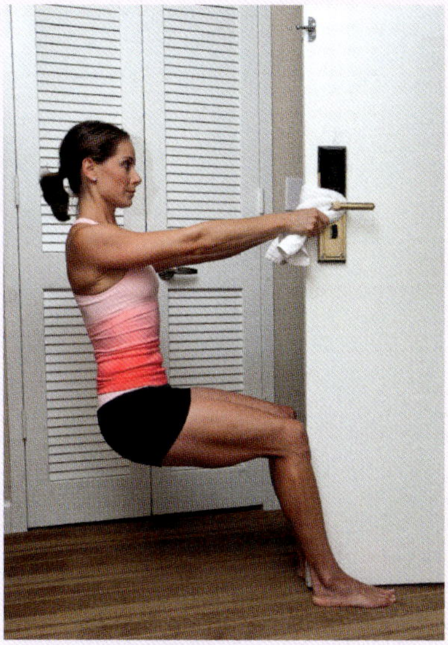

Der Bewegungsablauf entspricht dem der ersten beiden Übungen. Die Beine sind jetzt aber im rechten Winkel gebeugt und die Oberschenkel befinden sich parallel zum Boden. Achten Sie darauf, dass die Füße stets flach auf dem Boden stehen. Nur Fußgelenke und Arme bewegen sich bei dieser Übung, der Beinwinkel bleibt unverändert. Bei dieser Übung ermüden die Beine sehr schnell. Wie bei allen Körpergewichtsübungen werden hier viele Muskelgruppen gleichzeitig beansprucht. Sie werden bald feststellen, dass Ihre Haltekraft sich verbessert und Ihnen die Übung dann leichterfällt.

Wollen Sie einen Gang runterschalten? Die Übung wird leichter, wenn Sie die Beine etwas gestreckter halten.

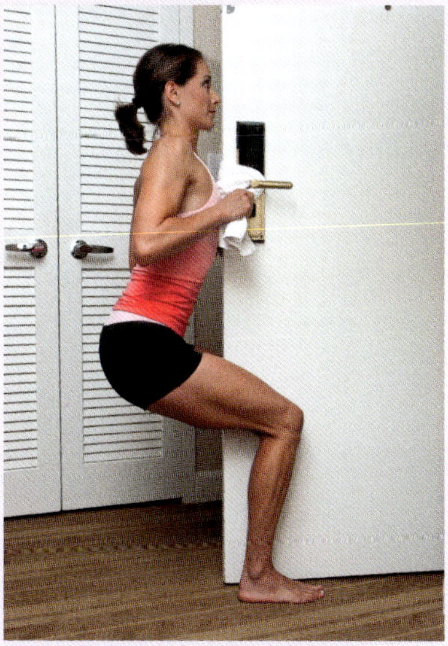

4 TÜRZIEHEN MIT 2 SEKUNDEN PAUSE

Wenn Sie am Ende der Zugbewegung mit dem Oberkörper Ihre Hände berühren, pausieren Sie 2 Sekunden lang in dieser Position und halten dabei die Schulterblätter zusammengezogen. Gehen Sie dann langsam wieder in die Ausgangsstellung zurück.

5 EINARMIGES TÜRZIEHEN MIT LEICHT GEBEUGTEN KNIEN

Hierzu benötigen Sie einen Gürtel, mit dem Sie eine Schlaufe machen. Diesen befestigen Sie dann, wie auf dem Foto abgebildet, an beiden Türgriffen. Nun benutzen Sie den Gürtel als Griff und führen die Übung einarmig aus. Halten Sie den Gürtel mit einer Hand, die Handfläche zeigt nach unten. Ihre Füße befinden sich unterhalb der Türgriffe und umschließen die Tür. Achten Sie auf gute Bodenhaftung.

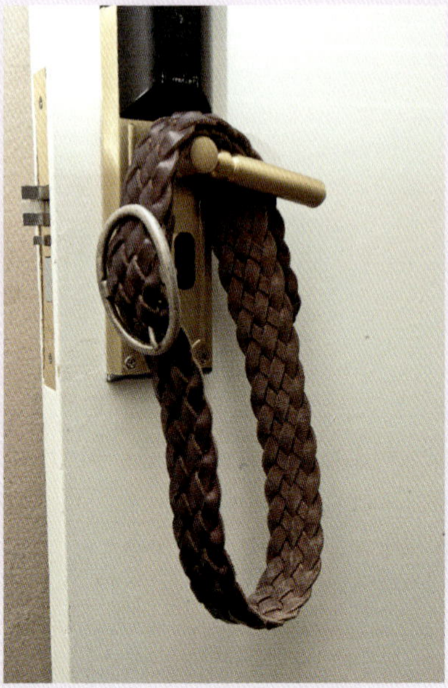

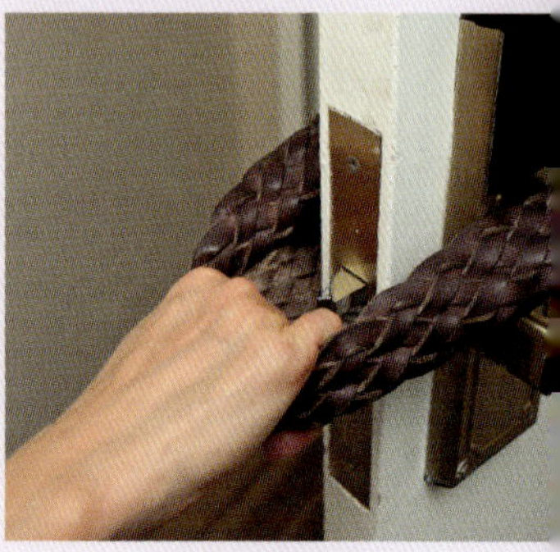

Lehnen Sie sich jetzt zurück, bis der Arm, der den Gürtel hält, durchgestreckt ist. Der passive Arm liegt am Körper an. Beugen Sie die Knie im 45-Grad-Winkel und halten Sie den Rücken gestreckt. Nun ziehen Sie den Oberkörper so weit wie möglich an die Hand heran und führen dabei beide Schulterblätter zusammen. Gehen Sie dann langsam in die Ausgangsstellung zurück, bis der Arm wieder völlig gestreckt ist.

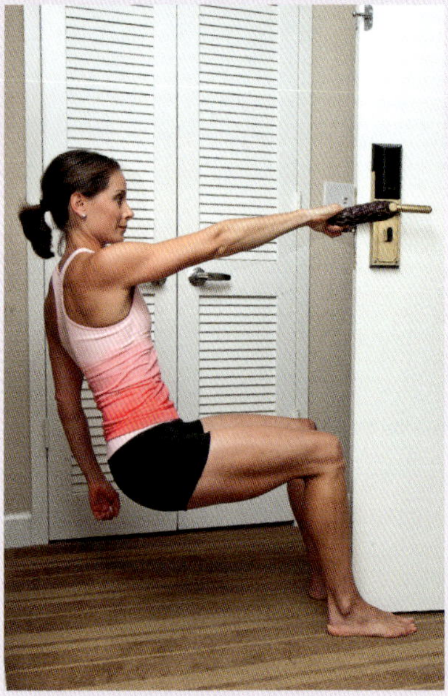

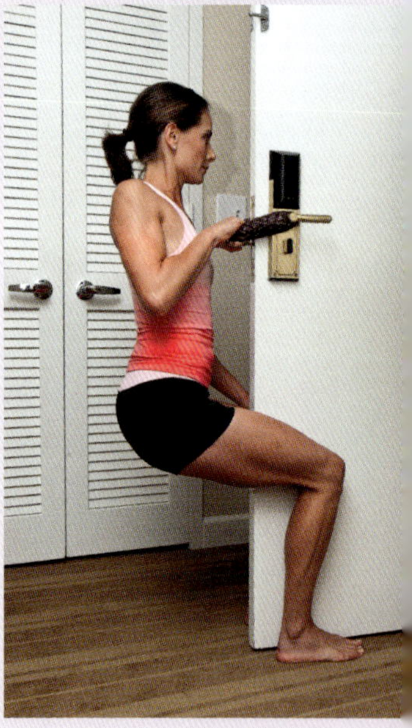

Wollen Sie einen Gang runterschalten?
Die Übung wird leichter, wenn Sie die Füße etwas näher unter dem Körper aufsetzen.

6 EINARMIGES TÜRZIEHEN MIT LEICHT GEBEUGTEN KNIEN UND 2 SEKUNDEN PAUSE

Wenn Ihr Oberkörper die arbeitende Hand berührt, halten Sie die Position 2 Sekunden lang. Achten Sie dabei auf eine gute Körperspannung im Rumpf und halten Sie die Schulterblätter zusammengezogen.

7 EINARMIGES TÜRZIEHEN

Diese Übung unterscheidet sich von Übung 5 nur dadurch, dass die Beine nun im rechten Winkel gebeugt sind und sich die Oberschenkel parallel zum Boden befinden.

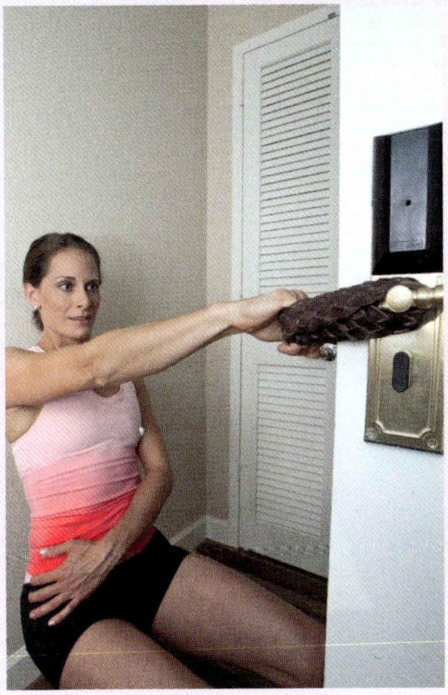

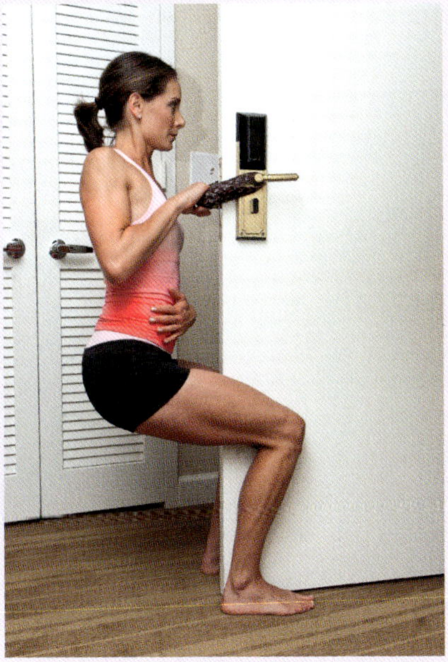

Wollen Sie einen Gang runterschalten? Halten Sie die Beine etwas mehr gestreckt.

8 EINARMIGES TÜRZIEHEN MIT 2 SEKUNDEN PAUSE

Wenn Sie mit dem Oberkörper die arbeitende Hand berühren, halten Sie die Position 2 Sekunden lang. Achten Sie wieder auf zusammengezogene Schulterblätter und gute Rumpfspannung.

9 UMGEKEHRTES BANKDRÜCKEN MIT KNIEN IM RECHTEN WINKEL

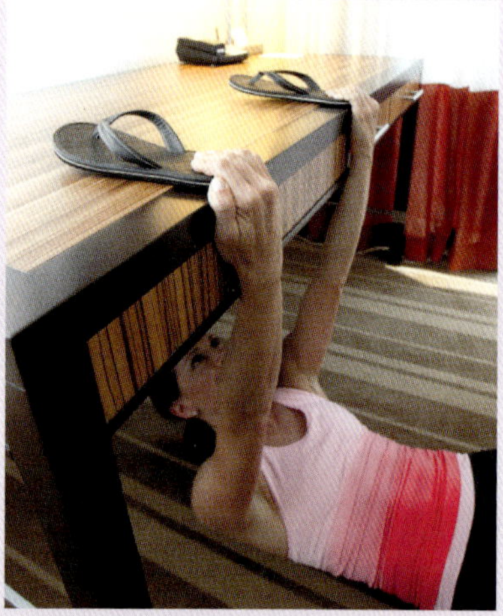

Sie liegen rücklings unter einem stabilen Tisch oder einem Geländer, das auf zwei Pfosten ruht (lesen Sie hierzu auch den nächsten Kasten). Der Gegenstand sollte vom Boden aus mit gestreckten Armen knapp außerhalb Ihrer Reichweite sein und sich, wenn Sie aufrecht stehen, etwa auf Hüfthöhe befinden. Ist er näher am Boden, wird Ihr Bewegungsumfang eingeschränkt. Greifen Sie nun mit den Händen etwas weiter als schulterbreit von unten die Tischplatte, die Brust befindet sich genau unter Ihren Händen. Beugen Sie die Knie und bringen Sie die Füße näher an das Gesäß. Die Füße stehen flach auf dem Boden. Heben Sie das Gesäß an, sodass der gesamte Körper von den Knien bis zu den Schultern eine gerade Linie bildet. Ziehen Sie sich nun an den Händen nach oben zur Tischplatte und halten Sie dabei die Spannung in Ihrem Körper. Dann senken Sie den Körper langsam und kontrolliert wieder ab. Der Körper bildet weiterhin eine gerade Linie von den Knien bis zu den Schultern und das Gesäß wird nicht abgelegt, bis alle Wiederholungen ausgeführt sind.

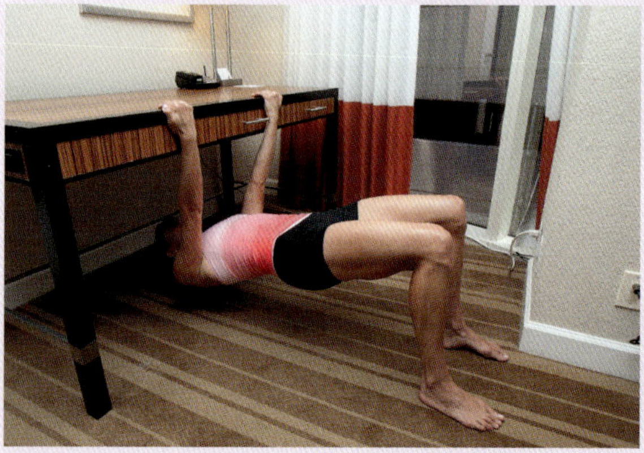

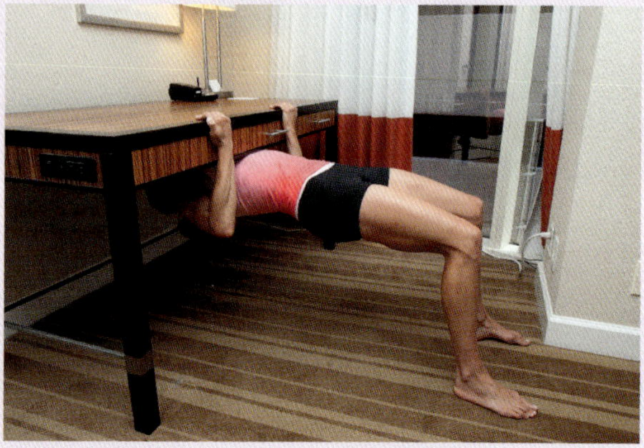

Wenn die Oberfläche, an der Sie sich festhalten wollen, zu rutschig oder hart ist, können Sie etwas unterlegen, beispielsweise ein Paar Flip-Flops oder auch ein Handtuch, das Sie beim Hochziehen fest zusammenquetschen.

Wollen Sie einen Gang runterschalten? Wenn Sie die Füße näher ans Gesäß heranschieben, fällt die Übung leichter. In dieser Position haben nur noch die Fußballen Bodenkontakt und Sie können die Bewegung mit den vorderen Oberschenkelmuskeln (Quadrizepse) ein wenig unterstützen.

HOOYA!

Welche Gegenstände Sie für das umgekehrte Bankdrücken einsetzen können

Schauen Sie sich bei sich zu Hause um und seien Sie kreativ. Sie können beispielsweise einen stabilen Besenstiel oder einen Schrubber auf zwei hüfthohen Lautsprecherboxen oder zwei gleich hohen Stühlen, Tischen oder Aktenschränken ablegen. Wenn der Balken oder Stiel, den Sie verwenden, nicht extrem stabil ist, sollten Sie die beiden Gegenstände, auf denen Sie ihn ablegen, kaum weiter als schulterbreit auseinanderstellen. Achten Sie darauf, dass der Stiel nicht hin und her rutscht. Wenn die Ablageflächen aus Holz sind, können Sie auf jeder Seite des Stiels zwei kleine Nägel anbringen, um ihn in Position zu halten.

Besonders praktisch sind ein Paar Krücken, da diese stabil sind und nicht hin und her wackeln können (siehe Abbildung). Die Griffe sollten etwa 30 cm auseinander sein und sich genau über Ihrer Brust befinden.

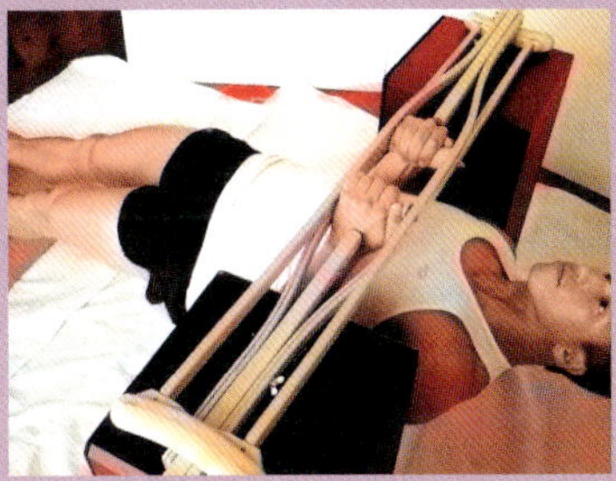

Sie brauchen aber auch für diese Übung kein spezielles Gerät. Ich selbst verbringe viel Zeit in Hotels und setze dann immer einen Tisch ein. Das funktioniert einwandfrei.

10 UMGEKEHRTES BANKDRÜCKEN MIT KNIEN IM RECHTEN WINKEL UND 1 SEKUNDE PAUSE

Bei dieser Variante ziehen Sie sich nach oben und halten 1 Sekunde lang inne, wenn sich der untere Teil des Brustbeins an der Tischfläche befindet.

11 UMGEKEHRTES BANKDRÜCKEN MIT KNIEN IM RECHTEN WINKEL UND 2 SEKUNDEN PAUSE

Jetzt verlängern Sie die Pause auf 2 Sekunden.

12 UMGEKEHRTES BANKDRÜCKEN MIT LEICHT GEBEUGTEN KNIEN

Sie liegen rücklings unter einem stabilen Tisch oder einem auf zwei Stühlen abgelegten Besenstiel. Greifen Sie den Gegenstand mit den Händen etwas weiter als schulterbreit und beugen Sie die Knie im 45-Grad-Winkel. Nur die Fersen liegen auf dem Boden auf. Heben Sie das Gesäß an, sodass der Körper von den Knien bis zu den Schultern eine gerade Linie bildet. Ziehen Sie sich nun an den Händen nach oben und halten Sie dabei die Spannung im Körper. Senken Sie dann den Körper kontrolliert in die Ausgangsposition ab, ohne die Tischplatte loszulassen oder das Gesäß abzulegen.

Wollen Sie einen Gang runterschalten? Platzieren Sie die Füße etwas näher am Gesäß.

13 UMGEKEHRTES BANKDRÜCKEN MIT LEICHT GEBEUGTEN KNIEN UND 1 SEKUNDE PAUSE

Bei dieser Variante ziehen Sie sich nach oben und halten 1 Sekunde lang inne, wenn sich der untere Teil des Brustbeins an der Tischfläche befindet.

14 UMGEKEHRTES BANKDRÜCKEN MIT LEICHT GEBEUGTEN KNIEN UND 2 SEKUNDEN PAUSE

Verlängern Sie die Pause auf 2 Sekunden.

15 UMGEKEHRTES BANKDRÜCKEN MIT GESTRECKTEN BEINEN

Sie liegen rücklings unter einem Tisch oder einem auf zwei Stühlen abgelegten Besenstiel. Die Brust befindet sich genau unterhalb der Tischkante. Greifen Sie die Platte mit den Händen etwas weiter als schulterbreit, aber halten Sie jetzt die Beine gestreckt. Nur die Fersen liegen auf dem Boden auf. Das Gesäß ist vom Boden angehoben und der gesamte Körper bildet eine gerade Linie von den Fersen bis zu den Schultern. Ziehen Sie sich nun an den Händen nach oben und halten Sie dabei stets die Körperspannung. Senken Sie sich dann kontrolliert in die Ausgangsposition ab, ohne die Tischplatte loszulassen oder das Gesäß abzulegen. Möglicherweise müssen Sie nach der ersten Wiederholung Ihre Haltung so korrigieren, dass der untere Teil der Brust zwischen Ihren Händen die Platte berührt. Dadurch wird die Übung leichter.

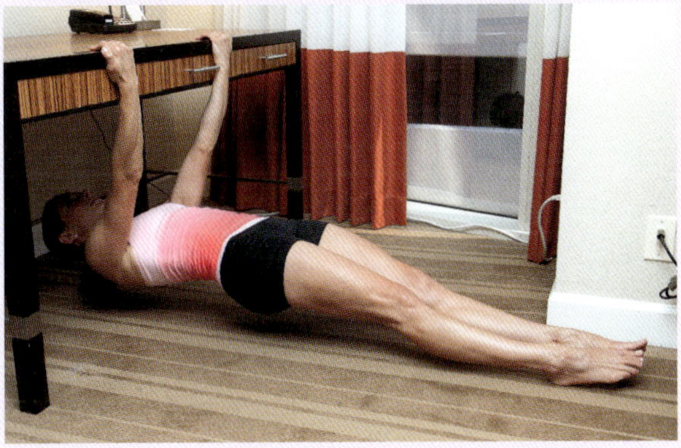

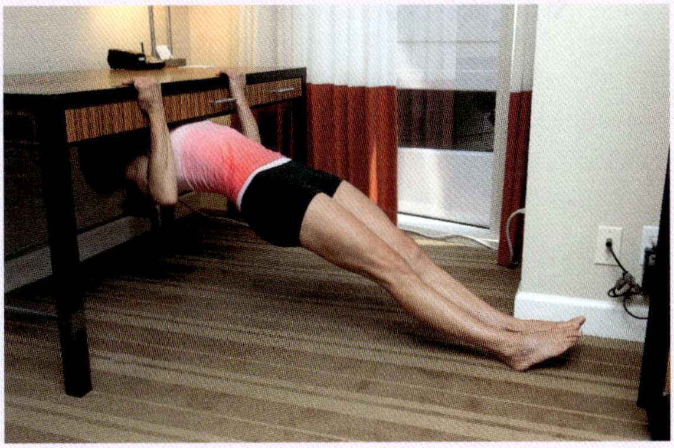

Wollen Sie einen Gang runterschalten? Halten Sie die Knie leicht gebeugt.

16 UMGEKEHRTES BANKDRÜCKEN MIT GESTRECKTEN BEINEN UND 1 SEKUNDE PAUSE

Halten Sie die obere Position 1 Sekunde lang.

17 UMGEKEHRTES BANKDRÜCKEN MIT GESTRECKTEN BEINEN UND 2 SEKUNDEN PAUSE

Halten Sie die obere Position 2 Sekunden lang.

18 UMGEKEHRTES BANKDRÜCKEN MIT ERHÖHTEN FÜSSEN

Bei dieser Variante brauchen Sie einen kniehohen Stuhl, auf dem Sie Ihre Füße ablegen können. Sie liegen rücklings unter einem Tisch, die Brust befindet sich unterhalb der Tischkante. Greifen Sie die Tischplatte mit den Händen etwas weiter als schulterbreit und legen Sie die Füße auf dem Stuhl ab. Ihr Körper sollte jetzt eine gerade Linie von den Fersen bis zu den Schultern bilden. Ziehen Sie sich nun nach oben und halten Sie dabei die Körperspannung. Senken Sie dann den Körper kontrolliert in die Ausgangsposition ab, ohne die Tischplatte loszulassen. Möglicherweise müssen Sie nach der ersten Wiederholung Ihre Haltung so korrigieren, dass der untere Teil der Brust zwischen Ihren Händen die Platte berührt.

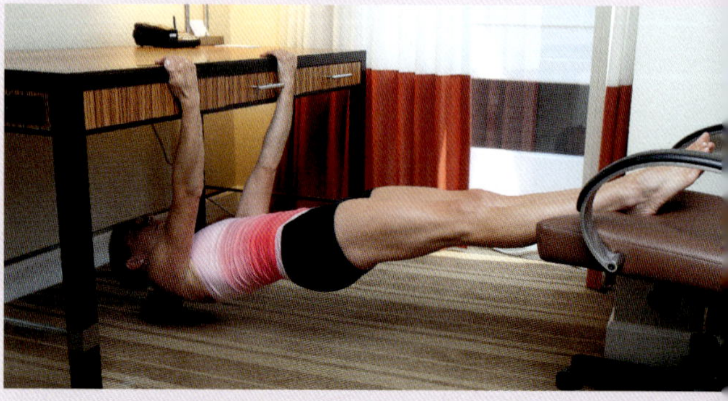

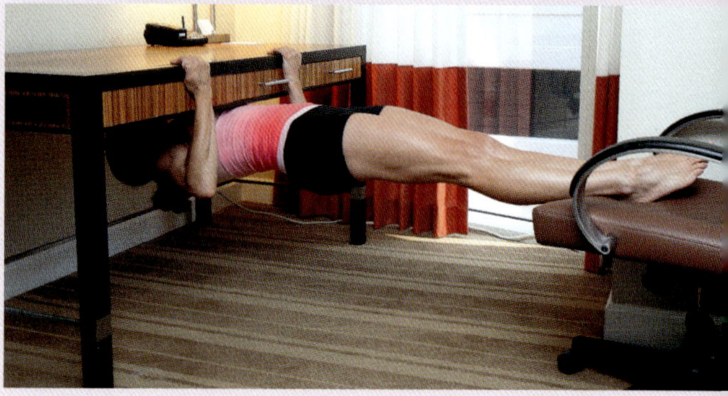

Wollen Sie einen Gang runterschalten? Platzieren Sie die Füße auf einem Stuhl oder Gegenstand, der etwas niedriger als kniehoch ist.

19 KLIMMZUG MIT HILFESTELLUNG

Klimmzüge können Sie an jeder stabilen Tür machen. Öffnen Sie die Tür halb und legen Sie einen Türstopper oder auch ein kleines Tuch unter die Tür oder in die Türangel, um sie in Position zu halten. Legen Sie dann ein Handtuch, ein T-Shirt oder eine Decke oben auf die Tür. Der Stoff sollte Ihnen einen komfortablen Griff ermöglichen. Stellen Sie einen Stuhl vor die Tür, den Sie als Hilfestellung benutzen. Der Stuhl sollte so hoch sein, dass Ihr Kinn sich über der Tür befindet, wenn Sie auf dem Stuhl stehen. Kleine Frauen benötigen eventuell einen höheren Gegenstand, zum Beispiel einen Tisch oder eine Leiter, oder Sie stellen eine Kiste oder einen Stapel Telefonbücher auf einen Stuhl. Hauptsache, die Konstruktion ist stabil.

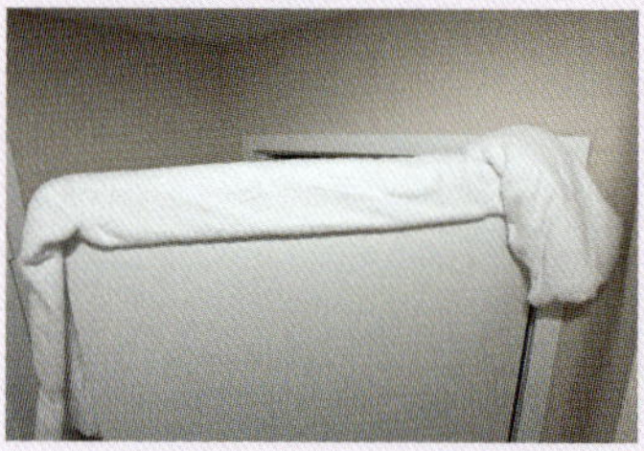

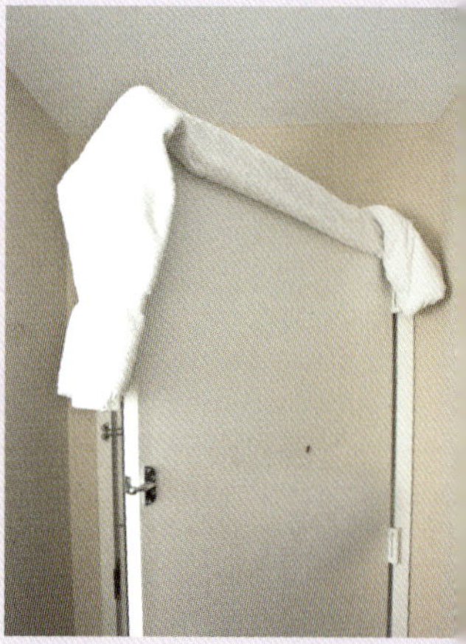

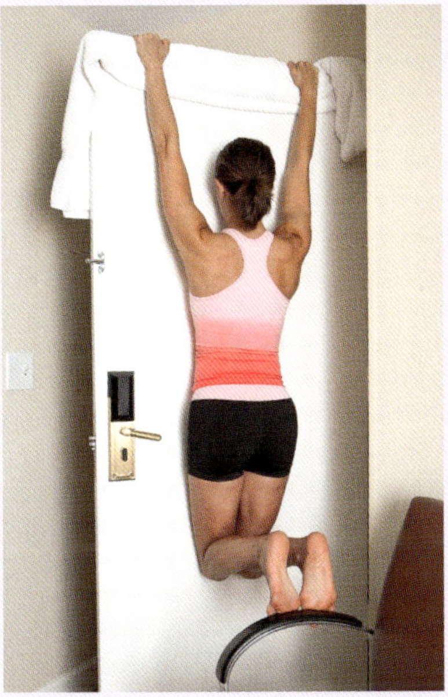

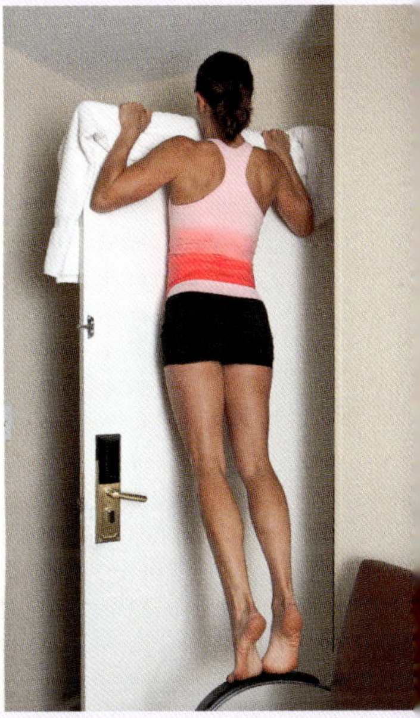

Nun stellen Sie sich auf den Stuhl und greifen, die Hände etwas weiter als schulterbreit voneinander entfernt, von oben die Tür. Beugen Sie die Knie und lassen Sie sich hängen, bis die Arme ganz gestreckt sind. Ziehen Sie sich dann so weit nach oben, bis das Kinn über die Tür herausragt. Nehmen Sie Ihre Beine dabei *so wenig wie möglich* zur Hilfe! Senken Sie den Körper dann langsam und kontrolliert ab, bis die Arme wieder völlig gestreckt sind. Sowohl die Auf- als auch die Abwärtsbewegung sollten etwa 3 Sekunden dauern.

Da Sie die Beine zu Hilfe nehmen können, um mangelnde Oberkörperkraft auszugleichen, sollten Sie auf Anhieb alle geforderten Wiederholungen schaffen. Gehen Sie aber nicht zu schnell zur nächsten Übung über, sondern versuchen Sie zunächst, diese Übungsvariante zu perfektionieren und den Einsatz der Beine zu reduzieren.

20 KLIMMZUG MIT HILFESTELLUNG UND 2 SEKUNDEN OHNE HILFE ABWÄRTSBEWEGUNG

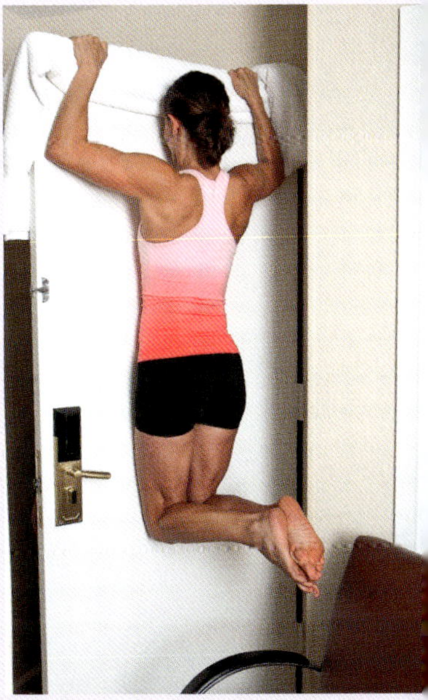

Setzen Sie die Beine nur noch bei der Aufwärtsbewegung ein. In der Abwärtsbewegung halten Sie die Beine angewinkelt, um sich ausschließlich mit Ihrer Oberkörperkraft abzusenken. Die Abwärtsbewegung sollte etwa 2 Sekunden in Anspruch nehmen.

Wollen Sie einen Gang runterschalten? Wenn Sie im Laufe eines Satzes die Abwärtsbewegung nicht mehr mit dem Oberkörper allein kontrollieren können, nehmen Sie für die letzten Wiederholungen die Beine zu Hilfe.

21 KLIMMZUG MIT HILFESTELLUNG UND 3 SEKUNDEN OHNE HILFE ABWÄRTSBEWEGUNG

Ziehen Sie sich mit geringstmöglicher Unterstützung der Beine nach oben und senken Sie sich dann langsam ohne Unterstützung der Beine ab. Die Abwärtsbewegung sollte jetzt 3 Sekunden dauern.

Wollen Sie einen Gang runterschalten? Wenn Sie im Laufe eines Satzes die Abwärtsbewegung nicht mehr mit dem Oberkörper allein kontrollieren können, nehmen Sie für die letzten Wiederholungen die Beine zu Hilfe.

22 KLIMMZUG MIT HILFESTELLUNG UND 4 SEKUNDEN OHNE HILFE ABWÄRTSBEWEGUNG

Ziehen Sie sich mit geringstmöglicher Unterstützung der Beine nach oben und senken Sie sich dann langsam und ohne Unterstützung der Beine ab. Die Abwärtsbewegung dauert jetzt vier Sekunden.

Wollen Sie einen Gang runterschalten? Wenn Sie im Laufe eines Satzes die Abwärtsbewegung nicht mehr mit dem Oberkörper allein kontrollieren können, nehmen Sie für die letzten Wiederholungen die Beine zu Hilfe.

23 KLIMMZUG MIT HILFESTELLUNG, 3 SEKUNDEN OHNE HILFE ABWÄRTSBEWEGUNG UND 1 SEKUNDE PAUSE

Ziehen Sie sich mit geringstmöglicher Unterstützung der Beine nach oben, pausieren Sie dort 1 Sekunde lang mit angewinkelten Beinen. Halten Sie die Beine weiterhin angewinkelt und senken Sie den Körper langsam ab. Die Abwärtsbewegung sollte 3 Sekunden dauern.

Wollen Sie einen Gang runterschalten? Wenn Sie im Laufe eines Satzes die Abwärtsbewegung nicht mehr mit dem Oberkörper allein kontrollieren können, nehmen Sie für die letzten Wiederholungen die Beine zu Hilfe.

24 KLIMMZUG MIT HILFESTELLUNG, 4 SEKUNDEN OHNE HILFE ABWÄRTSBEWEGUNG UND 1 SEKUNDE PAUSE

Pausieren Sie in der oberen Position 1 Sekunde lang mit angewinkelten Beinen. Die Abwärtsbewegung sollte nun 4 Sekunden dauern.

25 KLIMMZUG

Jetzt wird der Klimmzug ohne Hilfe der Beine ausgeführt. Achten Sie darauf, dass sich das Kinn in der Endposition über der Türkante befindet und die Arme in der Ausgangsposition komplett durchgestreckt sind.

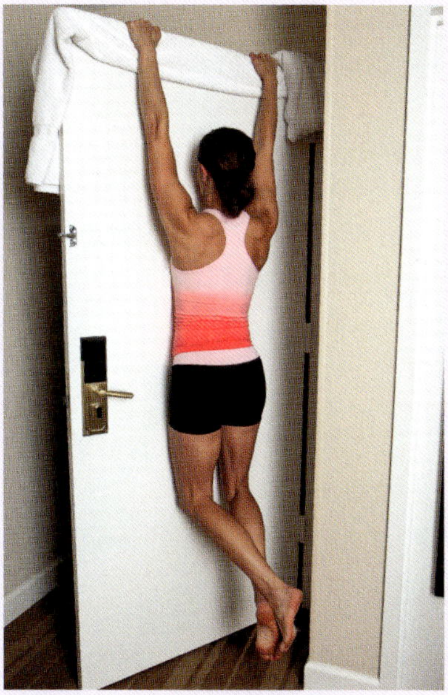

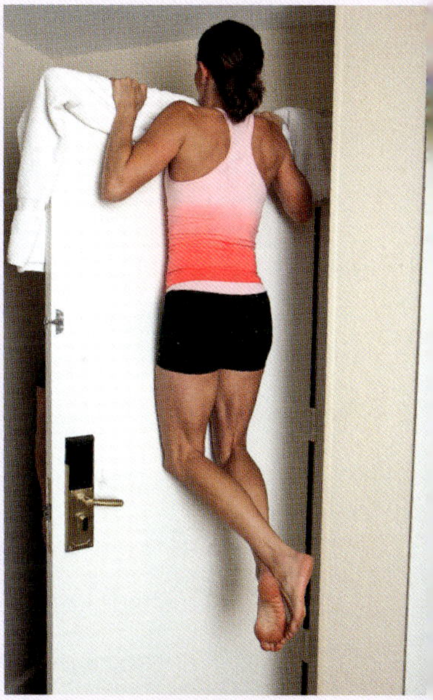

HOOYA!

Wow! Wenn Sie auch nur einen einzigen Klimmzug ohne Hilfestellung schaffen, dann gehören Sie zur Elite! 99 Prozent aller Frauen schaffen nämlich keinen einzigen Klimmzug. Gut gemacht! Berichten Sie doch im Forum meiner Webseite www.fitohnegeraete.de von Ihrem Erfolg.

Wollen Sie einen Gang runterschalten? Wenn Sie im Laufe eines Satzes keine weiteren Klimmzüge ohne Hilfestellung mehr schaffen, nehmen Sie bei der Aufwärtsbewegung die Beine zu Hilfe.

Wollen Sie einen Gang zulegen? Wenn Sie bei dieser Übung alle vorgegebenen Wiederholungen ohne Hilfestellung schaffen, machen Sie am obersten Punkt eine Pause oder fügen Sie jedem Satz eine Wiederholung hinzu. Aus 3 x 8 werden dann 3 x 9 Wiederholungen.

KNIEBEUGEÜBUNGEN

Kniebeugeübungen trainieren die Gesäßmuskeln (Gluteus), die vordere Oberschenkelmuskulatur (Quadrizeps), hintere Oberschenkelmuskulatur (ischiocrurale Muskulatur), die Wadenmuskulatur, den unteren Rücken und den Rumpf.

Top-Tipps

Achten Sie bei Kniebeugeübungen stets darauf, dass die Knie ruhig bleiben und nicht nach innen kippen. Die Knie sollten stets in die gleiche Richtung zeigen wie Ihre Füße und zu keinem Zeitpunkt über die Zehen hinausragen.

Machen Sie ein leichtes Hohlkreuz, strecken Sie die Brust raus, ziehen Sie die Schulterblätter zusammen und das Kinn zur Brust. Sie dürfen Ihren Oberkörper gerne etwas nach vorne lehnen. Das ist besonders bei einbeinigen Kniebeugen notwendig.

Die Kniebeugeübungen in der Reihenfolge ihres Schwierigkeitsgrads

1. Therapie-Sumokniebeuge
2. Therapie-Sumokniebeuge mit 2 Sekunden Pause
3. Therapiekniebeuge
4. Therapiekniebeuge mit 2 Sekunden Pause
5. Überkopfkniebeuge
6. Überkopfkniebeuge mit 2 Sekunden Pause
7. Seitlicher Ausfallschritt
8. Seitlicher Ausfallschritt mit 1 Sekunde Pause
9. Seitlicher Ausfallschritt mit 2 Sekunden Pause
10. Überkopfkniebeuge im Ausfallschritt
11. Überkopfkniebeuge im Ausfallschritt mit 1 Sekunde Pause
12. Überkopfkniebeuge im Ausfallschritt mit 2 Sekunden Pause
13. Einbeinige Kniebeuge auf einem kniehohen Gegenstand
14. Einbeinige Kniebeuge mit Hilfestellung

15. Einbeinige Kniebeuge mit Hilfestellung und 1 Sekunde Pause
16. Einbeinige Kniebeuge mit Hilfestellung und 2 Sekunden Pause
17. Pistole mit Hilfestellung
18. Pistole mit Hilfestellung und 1 Sekunde Pause
19. Pistole mit Hilfestellung und 2 Sekunden Pause
20. Einbeinige Kniebeuge
21. Einbeinige Kniebeuge mit 1 Sekunde Pause
22. Einbeinige Kniebeuge mit 2 Sekunden Pause
23. Pistole
24. Pistole mit 1 Sekunde Pause
25. Pistole mit 2 Sekunden Pause

1 THERAPIE SUMOKNIEBEUGE

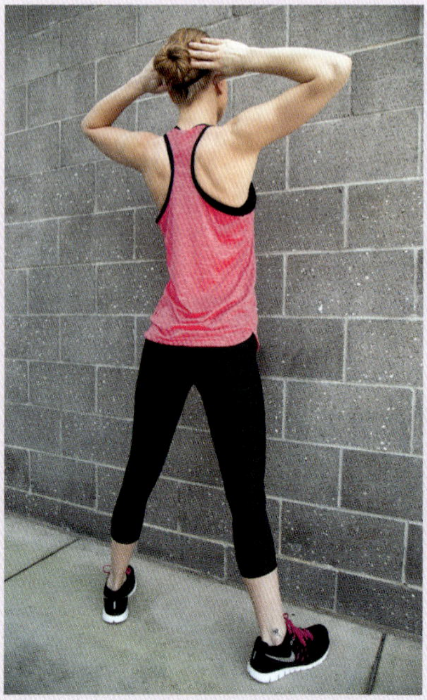

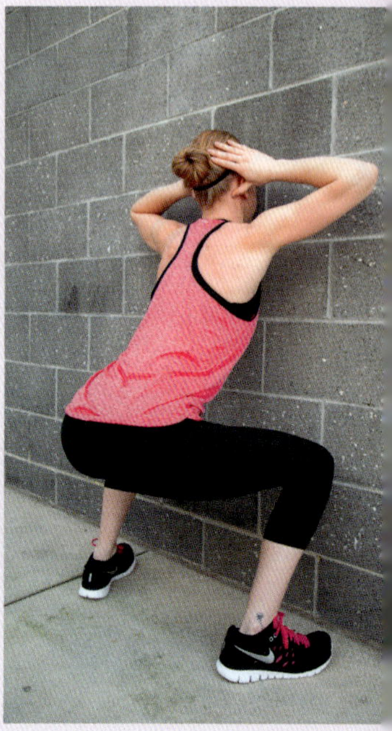

Stellen Sie sich vor eine Wand, die Füße etwas weiter als schulterbreit auseinander, die Zehen im 45-Grad-Winkel auswärts gedreht. Die Zehen sind etwa 30 cm von der Wand entfernt.

Nehmen Sie die Hände hinter den Kopf und gehen Sie so weit in die Knie, bis sich die Oberschenkel parallel zum Boden befinden. Strecken Sie das Gesäß weit nach hinten, als würden Sie sich auf einen Stuhl setzen, und pressen Sie die Fersen fest in den Boden. Achten Sie darauf, ein leichtes Hohlkreuz beizubehalten. Die Knie zeigen stets in die gleiche Richtung wie die Füße und sollten nicht über die Zehen hinausragen. Gehen Sie dann langsam wieder in die Ausgangsposition zurück.

Die Wand hilft Ihnen dabei, Ihre Technik zu überprüfen: Sie sollten sich eher nach hinten als nach unten absenken und die Wölbung in der Wirbelsäule während der ganzen Übung beibehalten.

Wollen Sie einen Gang runterschalten? Sie können die Übung vereinfachen, indem Sie nicht ganz so weit runtergehen. Wenn Sie dann stärker und flexibler werden, gehen Sie so tief, bis die Oberschenkel parallel zum Boden sind.

2 THERAPIE SUMOKNIEBEUGE MIT 2 SEKUNDEN PAUSE

Wenn sich Ihre Oberschenkel parallel zum Boden befinden, halten Sie die Position 2 Sekunden lang. Gehen Sie dann langsam und kontrolliert wieder nach oben.

3 THERAPIEKNIEBEUGE

Bei dieser Variante stehen die Füße etwa schulterbreit auseinander und sind maximal 20 Grad nach außen gedreht. Sie gehen wieder so tief herunter, bis sich die Oberschenkel parallel zum Boden befinden.

Wollen Sie einen Gang runterschalten? Sie können die Übung vereinfachen, indem Sie nicht ganz so weit runtergehen. Wenn Sie dann stärker und flexibler werden, gehen Sie so tief, bis die Oberschenkel parallel zum Boden sind.

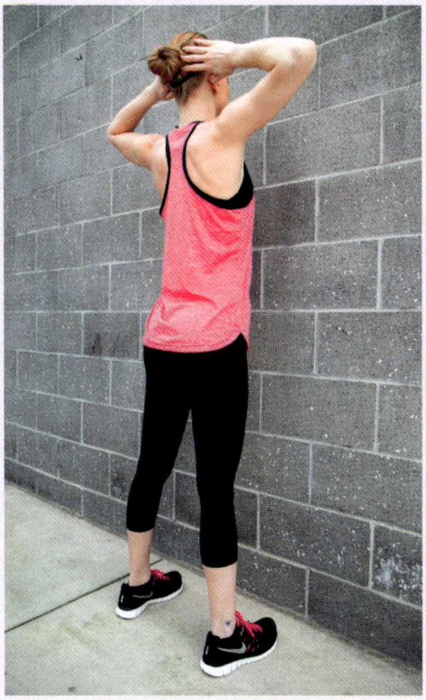

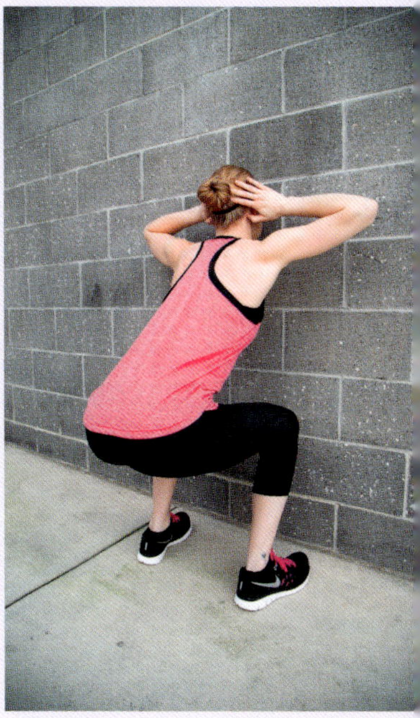

4 THERAPIEKNIEBEUGE MIT 2 SEKUNDEN PAUSE

Wenn sich Ihre Oberschenkel parallel zum Boden befinden, halten Sie die Position 2 Sekunden lang. Gehen Sie dann langsam und kontrolliert wieder nach oben.

5 ÜBERKOPFKNIEBEUGE

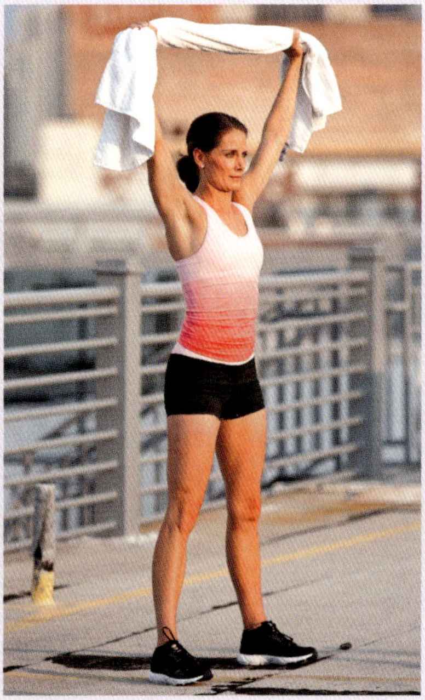

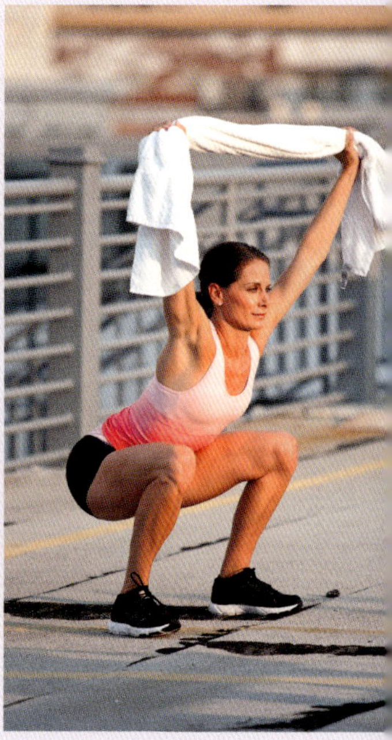

Nehmen Sie ein Handtuch oder einen Stock und halten Sie diesen mit gestreckten Armen über dem Kopf. Die Hände sind etwas weiter als schulterbreit auseinander, die Ellenbogen durchgestreckt. Die Füße stehen etwas weiter als schulterbreit auseinander, die Zehen zeigen im 20-Grad-Winkel nach außen. Die Knie bleiben ruhig und zeigen in die gleiche Richtung wie die Zehen. Pressen Sie die Fersen fest in den Boden.

Führen Sie in dieser Position eine Kniebeuge aus wie zuvor beschrieben. Sie können Ihre Stabilität erhöhen, indem Sie die Schultern während der Übung hochziehen, die Ellenbogen durchstrecken und sich vorstellen, Sie wollten das Handtuch zerreißen.

Wollen Sie einen Gang runterschalten? Sie können die Übung vereinfachen, indem Sie nicht ganz so weit runtergehen. Wenn Sie dann stärker und flexibler werden, gehen Sie so tief, bis die Oberschenkel parallel zum Boden.

6 ÜBERKOPFKNIEBEUGE MIT 2 SEKUNDEN PAUSE

Wenn sich Ihre Oberschenkel parallel zum Boden befinden, halten Sie die Position 2 Sekunden lang. Gehen Sie dann langsam und kontrolliert wieder nach oben.

HOOYA! Den meisten Männern fehlt es an der nötigen Schulterflexibilität, um bei dieser Übung einen Gegenstand mit gestreckten Armen über Ihrem Körperschwerpunkt zu halten. Wenn sie in die tiefe Hocke gehen, kippt der Gegenstand dann meist nach vorne. Probieren Sie es doch einmal aus und fordern Sie einen männlichen Trainingspartner zum Vergleich heraus. Beginnen Sie mit einer leichten Stange und legen Sie dann langsam mehr Gewicht auf. Wetten, dass der Mann den Wettbewerb verliert?

7 SEITLICHER AUSFALLSCHRITT

Sie stehen mit geschlossenen Beinen und vor dem Körper ausgestreckten Armen auf dem Boden. Machen Sie mit dem rechten Fuß einen weiten Ausfallschritt zur Seite, die Zehen beider Füße zeigen geradeaus. Verlagern Sie das Gewicht auf den rechten Fuß, ziehen Sie die Schulterblätter zusammen und behalten Sie ein leichtes Hohlkreuz bei.

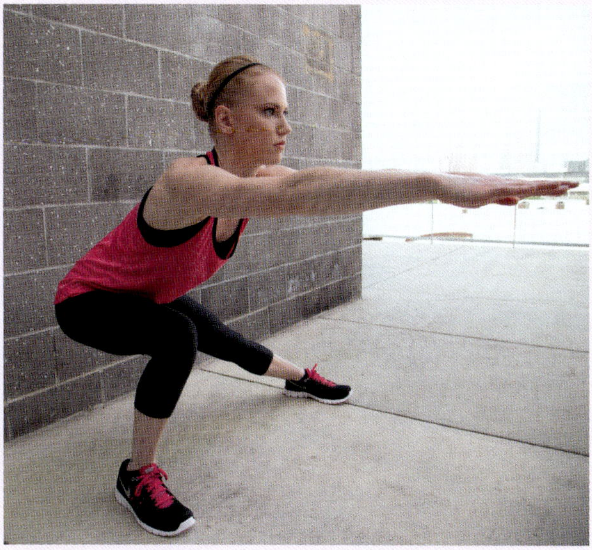

Senken Sie nun das Gesäß nach hinten unten ab, als würden Sie sich auf einen Stuhl setzen. In der Endposition ist das linke Bein gestreckt und der rechte Oberschenkel befindet sich parallel zum Boden oder sogar noch ein Stückchen tiefer. Um in die Ausgangsposition zurückzukehren, drücken Sie sich kraftvoll von der rechten Ferse ab.

Absolvieren Sie erst alle Wiederholungen mit dem rechten Bein und wechseln Sie dann die Seite.

Wollen Sie einen Gang runterschalten? Gehen Sie nicht ganz so weit runter. Wenn Sie dann stärker werden, gehen Sie so tief, bis der Oberschenkel des arbeitenden Beins parallel zum Boden ist.

8 SEITLICHER AUSFALLSCHRITT MIT 1 SEKUNDE PAUSE

Wenn sich der Oberschenkel parallel zum Boden befindet, halten Sie die Position 1 Sekunde lang.

9 SEITLICHER AUSFALLSCHRITT MIT 2 SEKUNDEN PAUSE

Halten Sie die untere Position 2 Sekunden lang.

10 ÜBERKOPFKNIEBEUGE IM AUSFALLSCHRITT

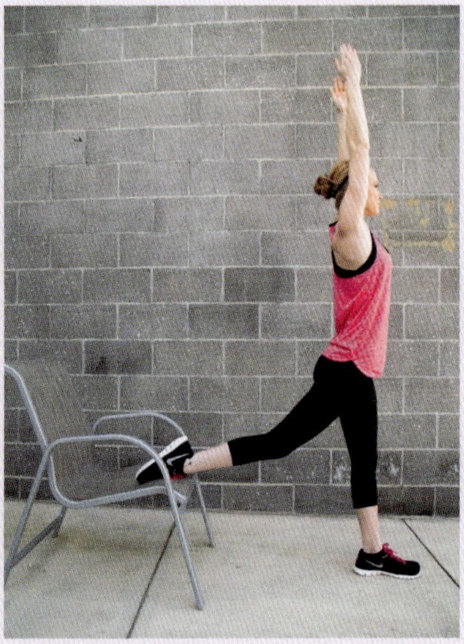
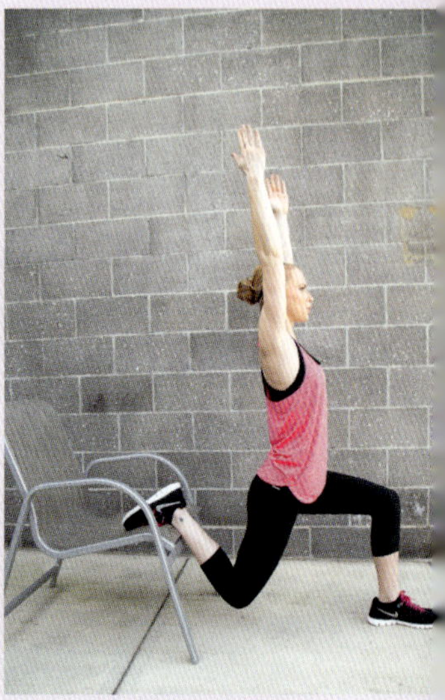

Für diese Übung benötigen Sie einen kniehohen Gegenstand, beispielsweise einen Stuhl, ein Bett oder eine Treppe. Sie stehen in etwa einem Meter Entfernung mit dem Rücken zu diesem Gegenstand und legen Ihre linke Fußspitze darauf ab. Strecken Sie Ihre Arme über den Kopf und senken Sie das Gesäß ab, bis sich der Oberschenkel des vorderen Beins parallel zum Boden befindet. Dabei müssen die Arme stets gestreckt bleiben. Beachten Sie die Position des vorderen Knies: Es darf nicht über die Zehen hinausragen. Ist dies der Fall, müssen Sie Ihr Gesäß weiter nach hinten absenken und eventuell auch Ihre Schrittstellung vergrößern. Führen Sie zuerst alle Wiederholungen mit einem Bein aus und wechseln Sie dann die Seite.

Diese Übung entwickelt gleichzeitig Kraft, Balance und Beweglichkeit und ist eine wichtige Voraussetzung für anspruchsvollere einbeinige Übungen.

Wollen Sie einen Gang runterschalten? Strecken Sie die Arme nicht nach oben aus, wenn Sie Schwierigkeiten haben, die Balance zu halten. Sobald sich Ihre Balance verbessert, nehmen Sie die Arme nach oben. Sie können auch etwas weniger weit nach unten gehen, solange es Ihnen an Kraft fehlt.

11 ÜBERKOPFKNIEBEUGE IM AUSFALLSCHRITT MIT 1 SEKUNDE PAUSE

Wenn sich der Oberschenkel des vorderen Beins parallel zum Boden befindet, halten Sie die Position 1 Sekunde lang.

12 ÜBERKOPFKNIEBEUGE IM AUSFALLSCHRITT MIT 2 SEKUNDEN PAUSE

Wenn sich der Oberschenkel des vorderen Beins parallel zum Boden befindet, halten Sie die Position 2 Sekunden lang.

13 EINBEINIGE KNIEBEUGE AUF EINEM KNIEHOHEN GEGENSTAND

Sie stehen mit geschlossenen Beinen rücklings vor einem Stuhl oder Sessel und strecken die Arme nach vorne aus. Ihre Kniekehlen sollten den Stuhl fast berühren. Heben Sie nun Ihren linken Fuß an und strecken Sie das Bein knapp über dem Boden nach vorne aus.

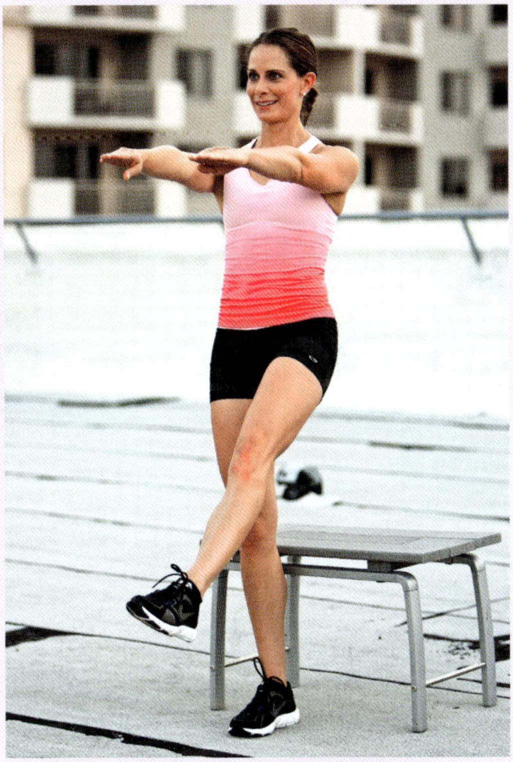

Gehen Sie langsam und kontrolliert nach unten, bis Ihr Gesäß den Stuhl leicht berührt, aber setzen Sie sich nicht darauf ab. Behalten Sie in der Bewegung ein leichtes Hohlkreuz bei. Richten Sie sich dann langsam wieder auf, indem Sie die Ferse des Standbeins fest in den Boden drücken. Führen Sie zuerst alle Wiederholungen mit einem Bein aus, bevor Sie die Seite wechseln.

Wollen Sie einen Gang runterschalten? Verwenden Sie anfangs einen Gegenstand oder Stuhl, der etwas höher als kniehoch ist, oder legen Sie Telefonbücher oder Zeitschriften auf den Stuhl. Wenn Sie stärker und beweglicher werden, sollten Sie die Höhe des Gegenstands bis auf Kniehöhe verringern.

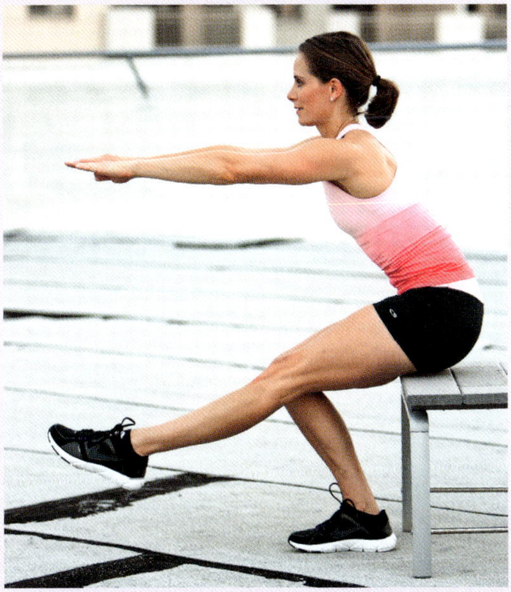

14 EINBEINIGE KNIEBEUGE MIT HILFESTELLUNG

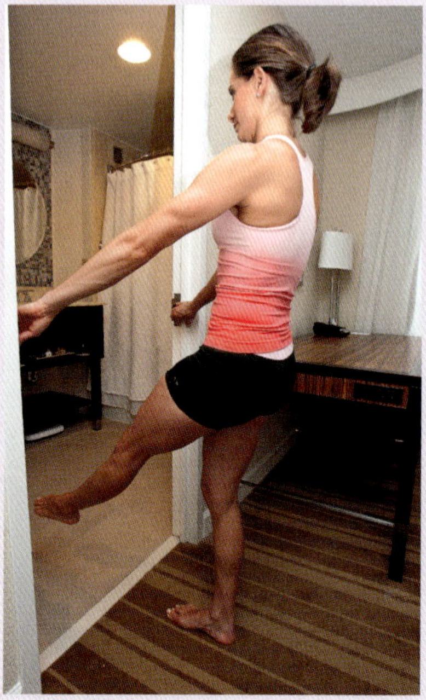
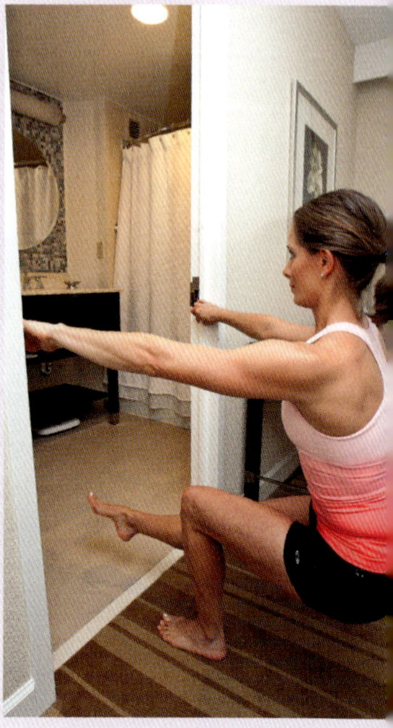

Bei dieser Übung benutzen Sie einen Türrahmen als Hilfestellung. Sie stehen eine Schrittlänge vom Türrahmen entfernt und halten sich mit gestreckten Armen auf Hüfthöhe daran fest. Sie sollten so weit vom Türrahmen entfernt stehen, dass Sie sich leicht nach vorne lehnen müssen, um sich mit gestreckten Armen daran festhalten zu können.

Heben Sie ein Bein vom Boden an und halten Sie es gestreckt vor dem Körper. Wenn Sie jetzt langsam das Gesäß absenken – die Bewegung geht nach hinten unten –, können Sie, wenn nötig, die Arme zu Hilfe nehmen, um sich auszubalancieren. Gehen Sie so weit hinunter, bis die Oberschenkelrückseite des gebeugten Beins sich parallel zum Boden oder noch etwas weiter unten befindet. Drücken Sie sich dann wieder kontrolliert aus der Ferse nach oben. Die Arme bleiben während der ganzen Übung möglichst gestreckt.

Wollen Sie einen Gang runterschalten? Beugen Sie die Ellenbogen und ziehen Sie sich so weit als nötig mit den Armen nach oben.

15 EINBEINIGE KNIEBEUGE MIT HILFESTELLUNG UND 1 SEKUNDE PAUSE

Wenn sich die Oberschenkelrückseite des gebeugten Beins knapp über dem Boden befindet, halten Sie die Position 1 Sekunde lang.

16 EINBEINIGE KNIEBEUGE MIT HILFESTELLUNG UND 2 SEKUNDEN PAUSE

Jetzt halten Sie die untere Position 2 Sekunden lang.

17 PISTOLE MIT HILFESTELLUNG

Diese Übung unterscheidet sich von Übung 14 nur dadurch, dass Sie nun so tief hinuntergehen, bis sich die Oberschenkelvorderseite des gebeugten Beins tiefer als parallel zum Boden befindet. Ihr Gewicht darf aber nicht auf der Wade des gebeugten Beins ruhen.

Wollen Sie einen Gang runterschalten? Sie können die Ellenbogen leicht beugen und auch die Arme etwas mehr zur Hilfe nehmen.

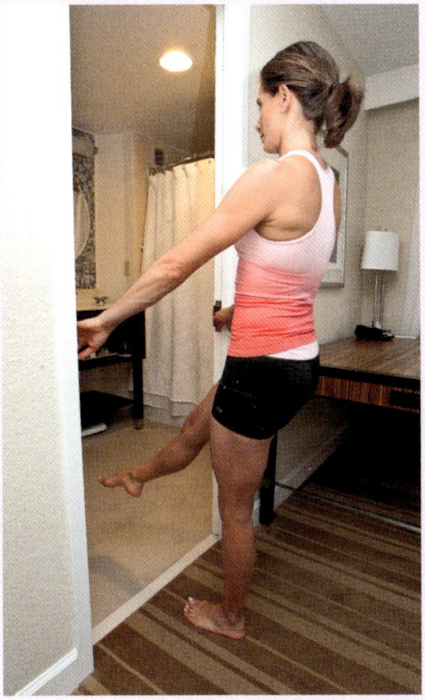

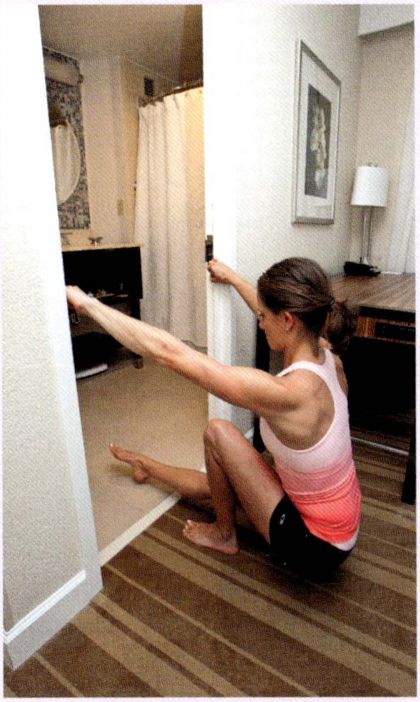

18 PISTOLE MIT HILFESTELLUNG UND 1 SEKUNDE PAUSE

Halten Sie die untere Position 1 Sekunde lang. Ihr Gewicht darf dabei nicht auf der Wade des gebeugten Beins ruhen.

19 PISTOLE MIT HILFESTELLUNG UND 2 SEKUNDEN PAUSE

Halten Sie die untere Position 2 Sekunden lang. Ihr Gewicht darf aber nicht auf der Wade des gebeugten Beins ruhen.

20 EINBEINIGE KNIEBEUGE

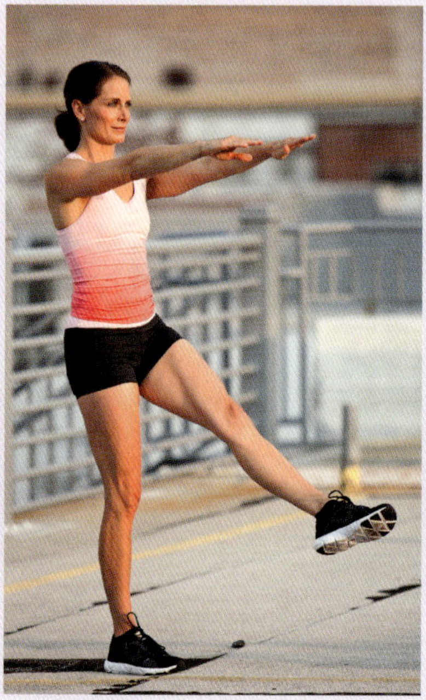

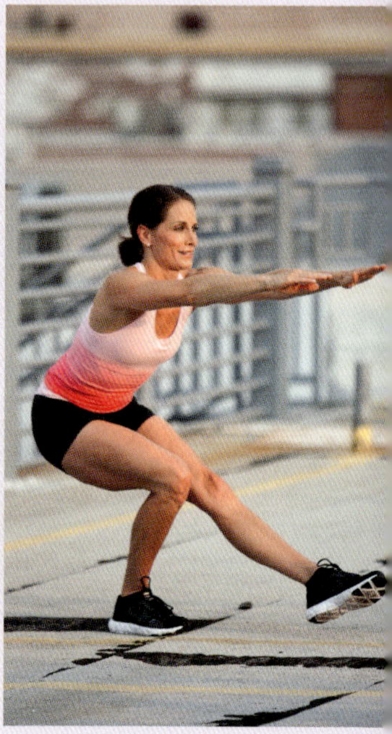

Sie stehen mit geschlossenen Beinen und nach vorne ausgestreckten Armen auf dem Boden. Heben Sie nun den linken Fuß vom Boden an und strecken Sie das Bein vor dem Körper aus. Gehen Sie langsam und kontrolliert nach hinten unten, als wollten Sie sich auf einen Stuhl setzen. Führen Sie dabei die Arme nach vorne und halten Sie das linke Bein weiterhin in der Luft. Senken Sie sich so weit ab, bis die Unterseite des rechten Oberschenkels sich parallel zum Boden oder darunter befindet, und gehen Sie dann wieder hoch. Die Ferse des Standbeins ruht während der ganzen Übung fest auf dem Boden. Führen Sie zuerst alle Wiederholungen mit einem Bein aus und wechseln Sie dann die Seite.

Wollen Sie einen Gang runterschalten? Die Übung wird einfacher, wenn Sie nicht ganz so weit nach unten gehen. Sobald Sie ausreichend Kraft und Flexibilität entwickelt haben, gehen Sie so tief, bis die Unterseite des arbeitenden Oberschenkels sich parallel zum Boden befindet.

21 EINBEINIGE KNIEBEUGE MIT 1 SEKUNDE PAUSE

Halten Sie die untere Position 1 Sekunde lang.

22 EINBEINIGE KNIEBEUGE MIT 2 SEKUNDEN PAUSE

Halten Sie die untere Position 2 Sekunden lang.

23 PISTOLE

Diese Übung unterscheidet sich von Übung 20 nur dadurch, dass Sie nun so tief hinuntergehen, bis sich die Oberschenkelvorderseite des gebeugten Beins tiefer als parallel zum Boden befindet. Ihr Gewicht darf aber nicht auf der Wade des gebeugten Beins ruhen.

Wenn Sie dazu neigen, in der unteren Position nach hinten zu kippen, können Sie einen Gegenstand unter Ihre Ferse legen: einige Untersetzer beispielsweise oder auch einen Flip-Flop. Mit zunehmender Beweglichkeit sollten Sie immer flachere Gegenstände verwenden, bis Sie schließlich keine Unterlage mehr benötigen.

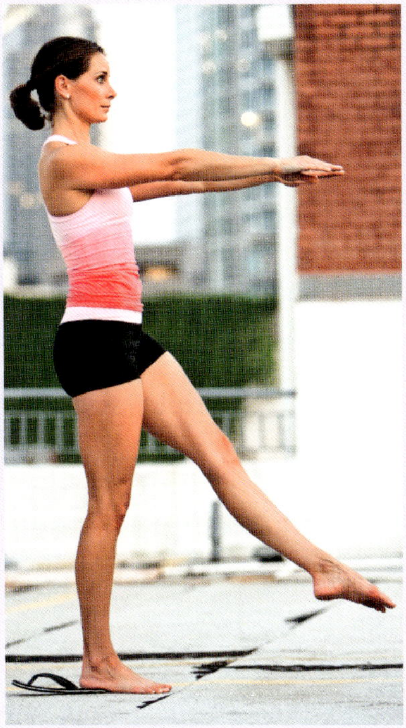

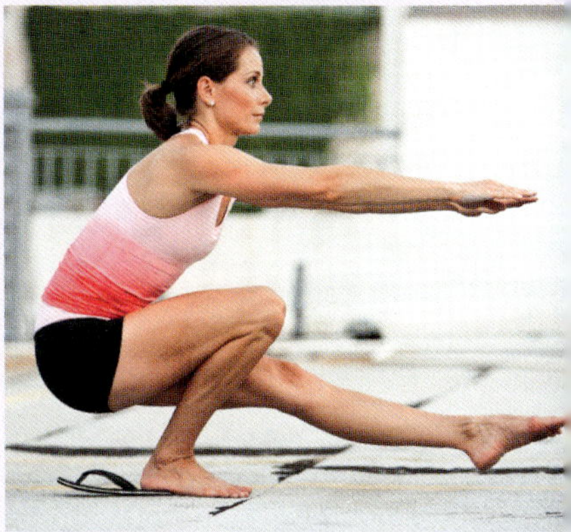

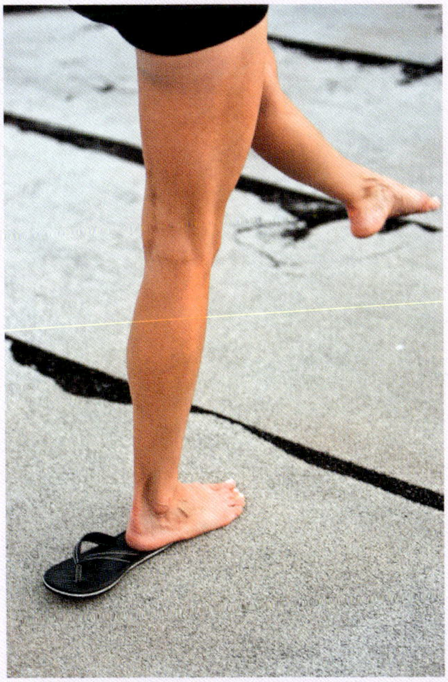

Wollen Sie einen Gang runterschalten? Nehmen Sie einen Gegenstand zu Hilfe, der weniger als kniehoch ist, zum Beispiel einen Hocker oder einen Hartschalenkoffer, und setzen Sie Ihr Gesäß in der untersten Position sanft darauf ab. Holen Sie keinen Schwung, wenn Sie sich wieder erheben.

HOOYA! Gratulation, wenn Sie es bis hierher geschafft haben! Diese Übung kann man als die Krönung aller Beinkraftübungen bezeichnen. Sie ist extrem anspruchsvoll und entwickelt gleichzeitig Kraft, Stabilität und Flexibilität. Wenn Sie diese Übung schaffen, gehören Sie zu den Besten! Teilen Sie uns Ihren Erfolg doch in meinem Forum mit!

24 PISTOLE MIT 1 SEKUNDE PAUSE

Halten Sie die untere Position 1 Sekunde lang. Ihr Gewicht darf aber nicht auf der Wade des gebeugten Beins ruhen.

25 PISTOLE MIT 2 SEKUNDEN PAUSE

Halten Sie die untere Position 2 Sekunden lang. Ihr Gewicht darf aber nicht auf der Wade des gebeugten Beins ruhen.

Wollen Sie einen Gang zulegen? Wenn Sie diese letzte Übungsvariante beherrschen, absolvieren Sie einfach mehr Wiederholungen pro Satz. Sie können die Übung aber auch mit nach oben ausgestreckten Armen ausführen oder zwei Wasserflaschen oder einen bepackten Rucksack in den Händen halten.

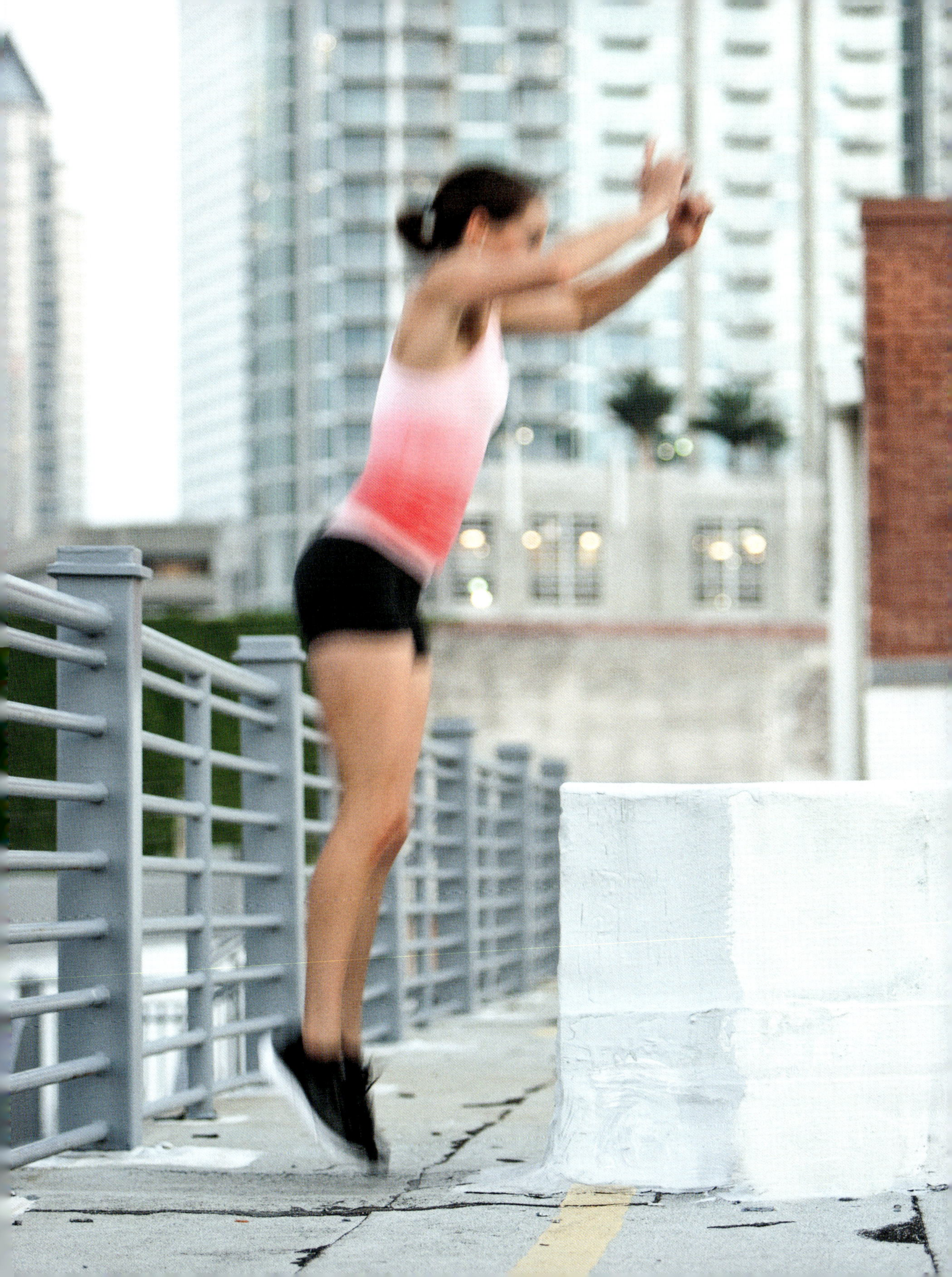

GERADE DRUCKÜBUNGEN

Gerade Druckübungen beginnen mit den Armen in Verlängerung des Oberkörpers: Der Körper bildet eine gerade Linie von den Handgelenken bis zu den Hüften. Diese Übungen trainieren Schultern, Trizeps und Rumpfmuskulatur.

Top-Tipps

Die Ausgangsposition ist für alle Übungen gleich, nur werden bei einigen Varianten die Hände oder Füße erhöht.

Achten Sie darauf, dass der Rücken stets ein leichtes Hohlkreuz bildet, strecken Sie die Brust raus und schieben Sie das Gesäß nach hinten. So dehnen Sie nicht nur die hintere Oberschenkel- und Wadenmuskulatur, sondern strecken auch die Wirbelsäule.

Handgelenke, Schultern und Hüfte sollten in der Ausgangsposition eine gerade Linie bilden, da vor allem die Schulter- und nicht die Brustmuskulatur trainiert werden soll.

Ziehen Sie niemals die Schultern hoch, sondern halten Sie die Schulterblätter tief und ziehen Sie sie zusammen.

Überprüfen Sie nach jeder Wiederholung Ihre Haltung: Schultern tief und zurückgezogen, leichtes Hohlkreuz, Gesäß nach hinten geschoben, Beine gestreckt, gerade Linie von den Handgelenken bis zur Hüfte.

Die geraden Druckübungen in der Reihenfolge ihres Schwierigkeitsgrads

1. Military Press mit den Händen auf Hüfthöhe
2. Military Press mit den Händen auf Hüfthöhe und 1 Sekunde Pause
3. Military Press mit den Händen auf Hüfthöhe und 2 Sekunden Pause
4. Military Press mit den Händen auf Kniehöhe
5. Military Press mit den Händen auf Kniehöhe und 1 Sekunde Pause
6. Military Press mit den Händen auf Kniehöhe und 2 Sekunden Pause
7. Halber Sturzflug mit den Händen auf Kniehöhe

8. Halber Sturzflug mit den Händen auf Kniehöhe und 1 Sekunde Pause
9. Halber Sturzflug mit den Händen auf Kniehöhe und 2 Sekunden Pause
10. Military Press
11. Military Press mit 1 Sekunde Pause
12. Military Press mit 2 Sekunden Pause
13. Military Press mit den Füßen auf Kniehöhe
14. Military Press mit den Füßen auf Kniehöhe und 1 Sekunde Pause
15. Military Press mit den Füßen auf Kniehöhe und 2 Sekunden Pause
16. Sturzflug ohne Umkehrbewegung
17. Sturzflug ohne Umkehrbewegung mit 1 Sekunde Pause
18. Sturzflug ohne Umkehrbewegung mit 2 Sekunden Pause
19. Halber Sturzflug
20. Halber Sturzflug mit 1 Sekunde Pause
21. Halber Sturzflug mit 2 Sekunden Pause
22. Sturzflug
23. Sturzflug mit 1 Sekunde Pause beim Runtergehen
24. Sturzflug mit 2 Sekunden Pause beim Runtergehen
25. Sturzflug mit 1 Sekunde Pause beim Hochgehen

1 MILITARY PRESS MIT DEN HÄNDEN AUF HÜFTHÖHE

Für diese Übung benötigen Sie eine stabile Oberfläche auf Hüfthöhe wie einen Tisch, ein Geländer oder eine Treppe. Sie stehen etwa einen Meter davon entfernt und greifen die Oberfläche mit etwas weiter als schulterbreit voneinander entfernten Händen, als wollten Sie darauf einen Liegestütz ausführen. Alternativ können Sie die Hände auch auf Hüfthöhe gegen eine Wand stemmen. Schieben Sie nun das Gesäß zurück und strecken Sie Ihre Arme, bis Ihr Oberkörper eine gerade Linie von den Handgelenken bis zu den Hüften bildet. Der Oberkörper befindet sich parallel zum Boden, die Füße stehen leicht hinter dem Gesäß und sind etwas mehr als schulterbreit voneinander entfernt, der Rücken bildet ein leichtes Hohlkreuz. Wenn Ihre hintere Oberschenkelmuskulatur zu steif ist, um ins Hohlkreuz zu gehen, halten Sie den Rücken so gerade wie möglich.

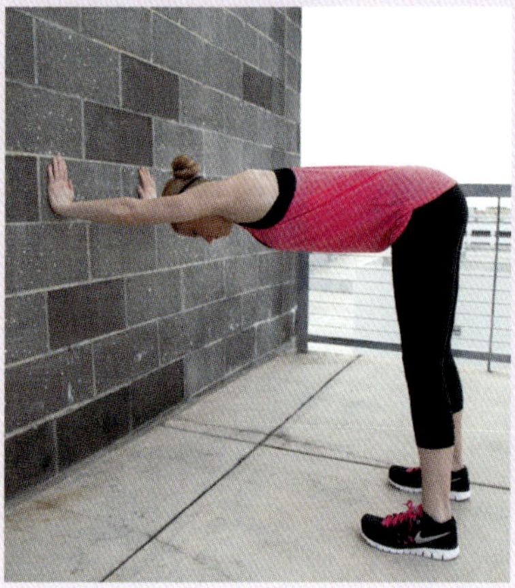
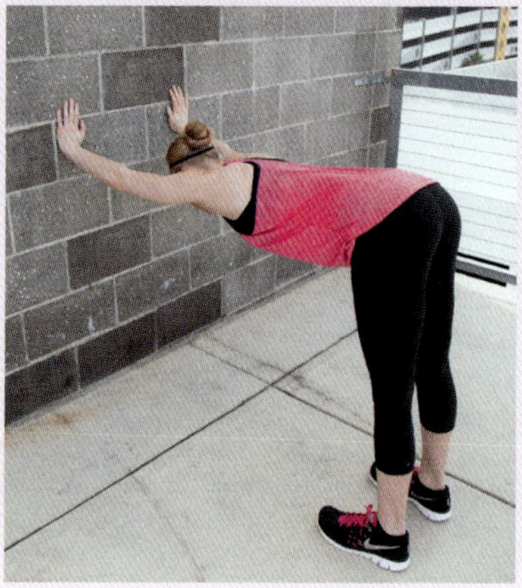
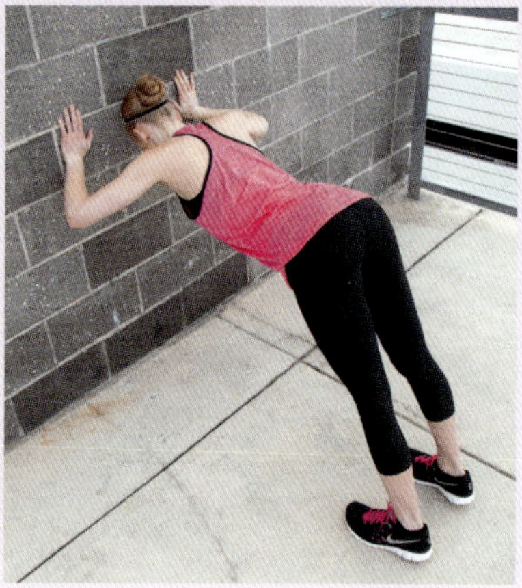

Drücken Sie jetzt aktiv die Brust nach unten und beugen Sie die Ellenbogen so weit, bis Ihr Kopf fast die Tischplatte berührt. Behalten Sie dabei die Wölbung in Ihrer Wirbelsäule bei. Dann strecken Sie die Arme wieder und gehen in die Ausgangsposition zurück. Achten Sie darauf, dass das Gesäß dabei nach hinten gestreckt bleibt und Sie die Brust nach unten drücken.

Wollen Sie einen Gang runterschalten? Platzieren Sie die Füße etwas näher an der Oberfläche, dann wird die Übung leichter.

2 MILITARY PRESS MIT DEN HÄNDEN AUF HÜFTHÖHE UND 1 SEKUNDE PAUSE

Wenn Ihr Kopf fast die Tischkante berührt, halten Sie die Position 1 Sekunde lang.

3 MILITARY PRESS MIT DEN HÄNDEN AUF HÜFTHÖHE UND 2 SEKUNDEN PAUSE

Wenn Ihr Kopf fast die Tischkante berührt, halten Sie die Position 2 Sekunden lang.

4 MILITARY PRESS MIT DEN HÄNDEN AUF KNIEHÖHE

Führen Sie die beschriebene Übung an einem niedrigeren Gegenstand wie einem stabilen Stuhl, einem Hocker, einem Kaffeetisch oder einer Treppenstufe aus. Vielleicht müssen Sie den Gegenstand an eine Wand schieben, um so für Stabilität zu sorgen.

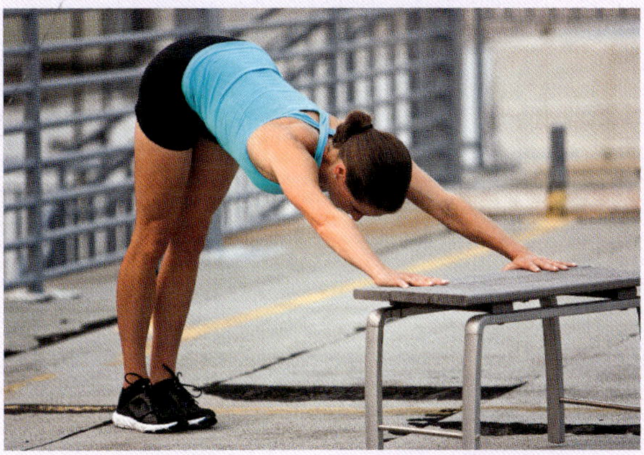

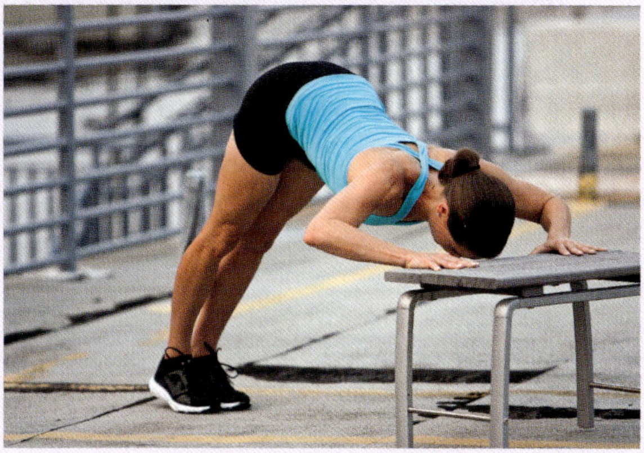

Wollen Sie einen Gang runterschalten? Wählen Sie zunächst einen etwas höheren Gegenstand und arbeiten Sie sich langsam vor, bis Sie die Übung mit einem kniehohen Gegenstand schaffen.

5 MILITARY PRESS MIT DEN HÄNDEN AUF KNIEHÖHE UND 1 SEKUNDE PAUSE

Wenn Ihr Kopf fast die Kante des Gegenstands berührt, halten Sie die Position 1 Sekunde lang.

6 MILITARY PRESS MIT DEN HÄNDEN AUF KNIEHÖHE UND 2 SEKUNDEN PAUSE

Wenn Ihr Kopf fast die Kante des Gegenstands berührt, halten Sie die Position 2 Sekunden lang.

7 HALBER STURZFLUG MIT DEN HÄNDEN AUF KNIEHÖHE

Wie bei der letzten Übung benötigen Sie auch hier eine stabile Oberfläche auf Kniehöhe, wie einen Hocker, einen Kaffeetisch, einen Sessel oder eine Treppe. Vielleicht müssen Sie den Gegenstand gegen eine Wand schieben, um für Stabilität zu sorgen. Sie stehen mit etwas weiter als schulterbreit voneinander entfernten Füßen vor dem Gegenstand und begeben sich dann in eine Ausgangsstellung, als wollten Sie einen Liegestütz machen. Platzieren Sie beide Hände etwas weiter als schulterbreit auf der Oberfläche, schieben Sie das Gesäß nach hinten, machen ein leichtes Hohlkreuz und halten die Arme durchgestreckt. Ihr ganzer Körper bildet jetzt eine gerade Linie von den Handgelenken bis zur Hüfte. Die Beine befinden sich im rechten Winkel zum Oberkörper. Die Füße stehen leicht hinter dem Gesäß.

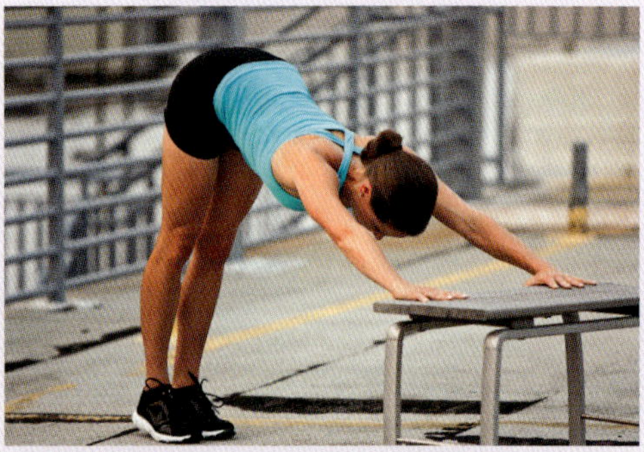

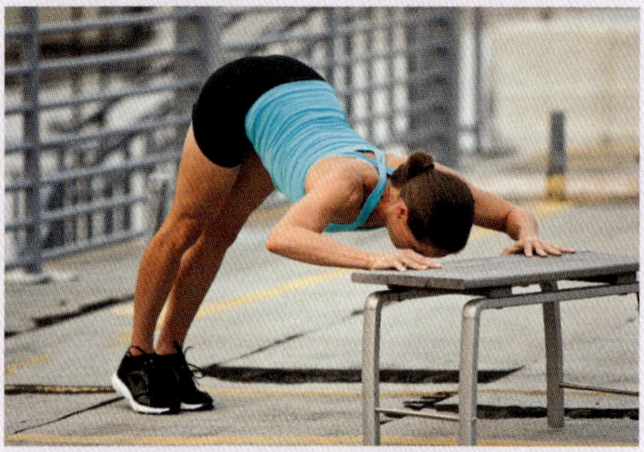

Drücken Sie jetzt aktiv die Brust nach unten und beugen Sie die Ellenbogen, bis Ihr Kopf fast die Oberfläche des Gegenstands berührt. Beugen Sie die Ellenbogen weiter und schieben Sie den Kopf nach vorne, bis sich die Brust zwischen Ihren Händen befindet. Dann führen Sie den Bewegungsablauf in umgekehrter Richtung aus und strecken die Arme wieder. Schieben Sie hierfür das Gesäß nach hinten und drücken Sie die Brust nach unten.

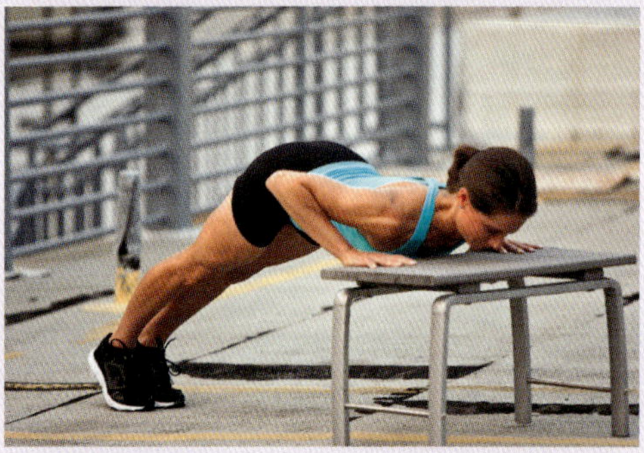

Wollen Sie einen Gang runterschalten? Verwenden Sie zuerst einen etwas höheren Gegenstand.

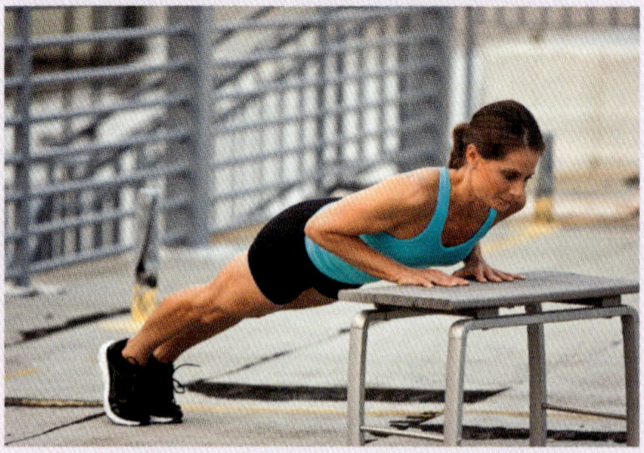

8 HALBER STURZFLUG MIT DEN HÄNDEN AUF KNIEHÖHE UND 1 SEKUNDE PAUSE

Wenn sich die Brust zwischen Ihren Händen befindet, halten Sie die Position 1 Sekunde lang.

9 HALBER STURZFLUG MIT DEN HÄNDEN AUF KNIEHÖHE UND 2 SEKUNDEN PAUSE

Wenn sich die Brust zwischen Ihren Händen befindet, halten Sie die Position 2 Sekunden lang.

10 MILITARY PRESS

In der Ausgangsposition nehmen Sie die Liegestützhaltung ein. Hände und Füße stehen etwas weiter als schulterbreit auseinander. Schieben Sie dann Ihr Gesäß nach hinten oben, bis Ihr Oberkörper eine gerade Linie von den Handgelenken bis zum Gesäß bildet. Die Beine sind gestreckt und bilden einen rechten Winkel zum Oberkörper. Sie sollten ein leichtes Hohlkreuz haben oder den Rücken zumindest gerade halten.

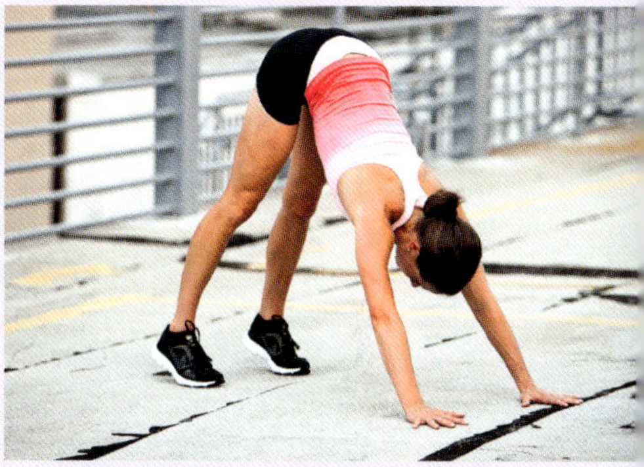

Behalten Sie die gerade Ausrichtung von Armen und Oberkörper sowie die Wölbung der Wirbelsäule bei, während Sie die Brust nach unten drücken, die Ellenbogen beugen und den Kopf zwischen den Händen durchschieben, bis er fast den Boden berührt. Dann führen Sie den Bewegungsablauf in umgekehrter Richtung aus und strecken die Arme wieder.

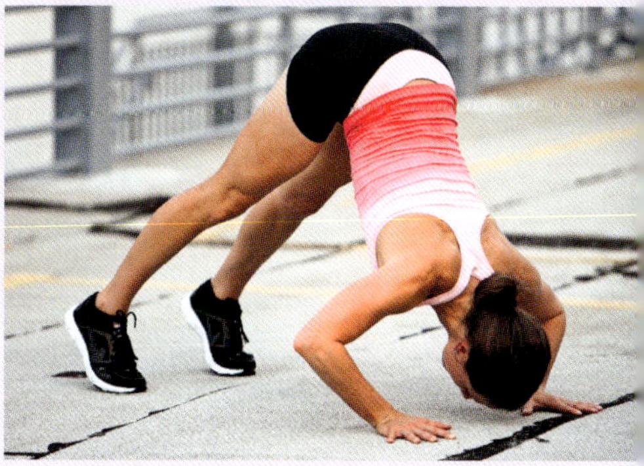

Wollen Sie einen Gang runterschalten? Sie können mit einem kleineren Bewegungsumfang beginnen und diesen dann nach und nach vergrößern.

11 MILITARY PRESS MIT 1 SEKUNDE PAUSE

Wenn Ihr Kopf fast den Boden berührt, halten Sie die Position 1 Sekunde lang.

12 MILITARY PRESS MIT 2 SEKUNDEN PAUSE

Wenn Ihr Kopf fast den Boden berührt, halten Sie die Position 2 Sekunden lang.

13 MILITARY PRESS MIT DEN FÜSSEN AUF KNIEHÖHE

Stellen Sie die Füße auf einer kniehohen Oberfläche, zum Beispiel einem Stuhl, einem Sessel oder einer Treppenstufe, ab und platzieren Sie die Hände in Liegestützposition auf dem Boden. Führen Sie die Übung nun wie beschrieben aus.

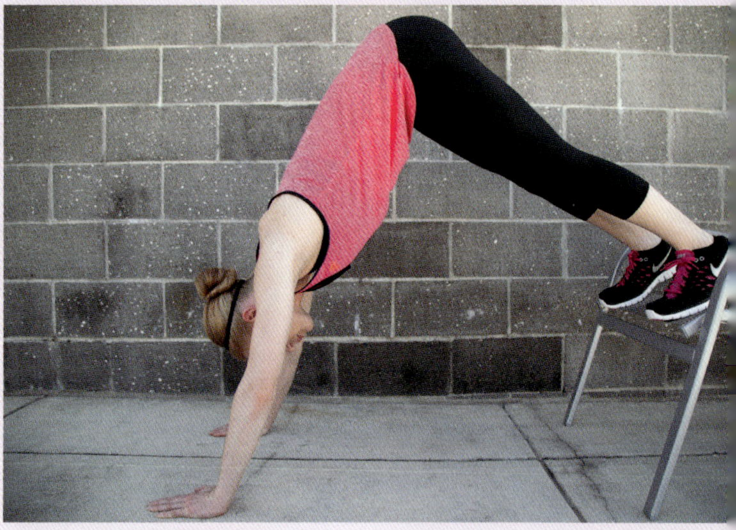

Wollen Sie einen Gang runterschalten? Beginnen Sie mit einem Gegenstand, der etwas niedriger ist als kniehoch und vergrößern Sie die Erhöhung dann nach und nach.

14 MILITARY PRESS MIT DEN FÜSSEN AUF KNIEHÖHE UND 1 SEKUNDE PAUSE

Wenn Ihr Kopf fast den Boden berührt, halten Sie die Position 1 Sekunde lang.

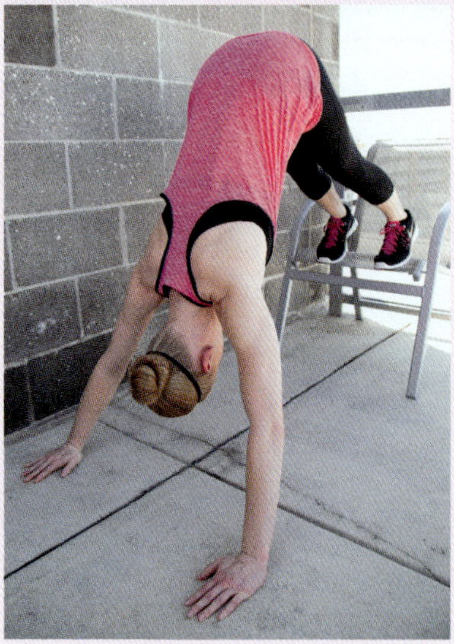

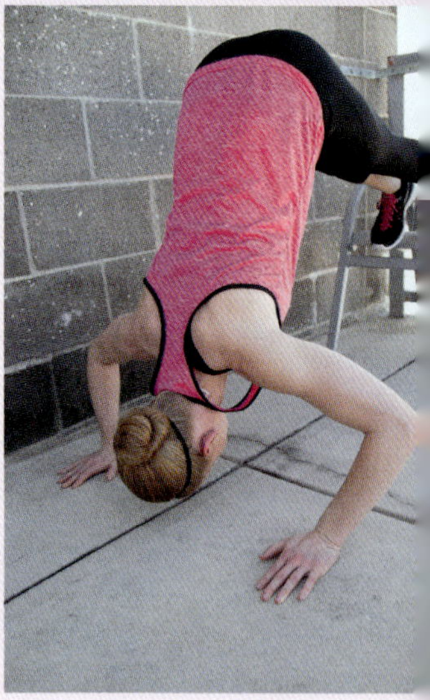

15 MILITARY PRESS MIT DEN FÜSSEN AUF KNIEHÖHE UND 2 SEKUNDEN PAUSE

Wenn Ihr Kopf fast den Boden berührt, halten Sie die Position 2 Sekunden lang.

16 STURZFLUG OHNE UMKEHRBEWEGUNG

Gehen Sie in die Liegestützposition. Hände und Füße stehen etwas weiter als schulterbreit auseinander. Schieben Sie dann Ihr Gesäß nach hinten oben, bis Ihr Oberkörper eine gerade Linie von den Handgelenken bis zum Gesäß bildet. Die Beine sind gestreckt und bilden einen rechten Winkel zum Oberkörper. Drücken Sie die Brust nach unten und das Gesäß nach hinten. Sie befinden sich nun quasi in Liegestützposition, nur dass Ihr Gesäß nach oben gestreckt ist. Dann schieben Sie in einer halbkreisförmigen Bewegung die Brust zwischen den Händen durch. Strecken Sie Kopf und Schultern so hoch wie möglich, bis Sie tief im Hohlkreuz sind und die Hüfte fast den Boden berührt. Ihre Arme sind nun durchgestreckt, der Blick ist geradeaus gerichtet. Achten Sie darauf, dass die gesamte Bewegung flüssig ist.

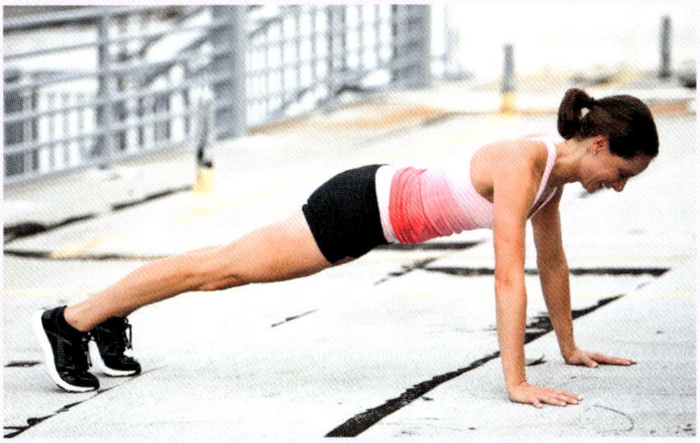
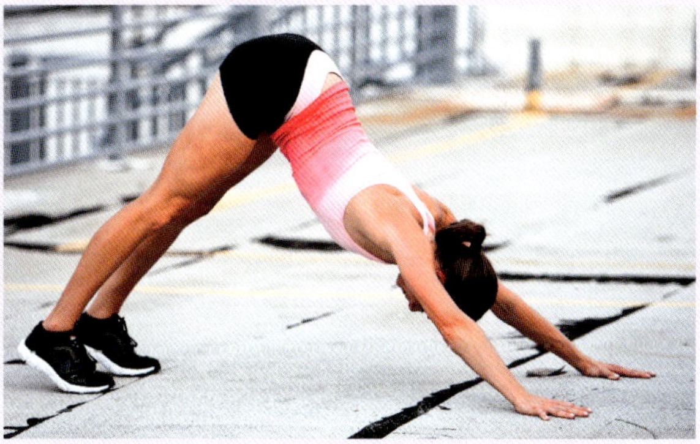
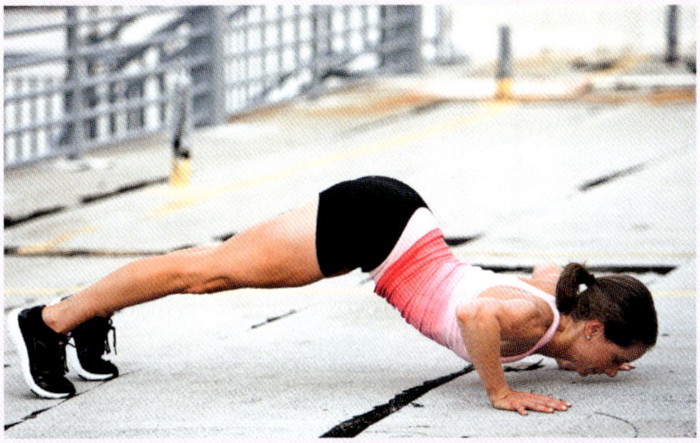
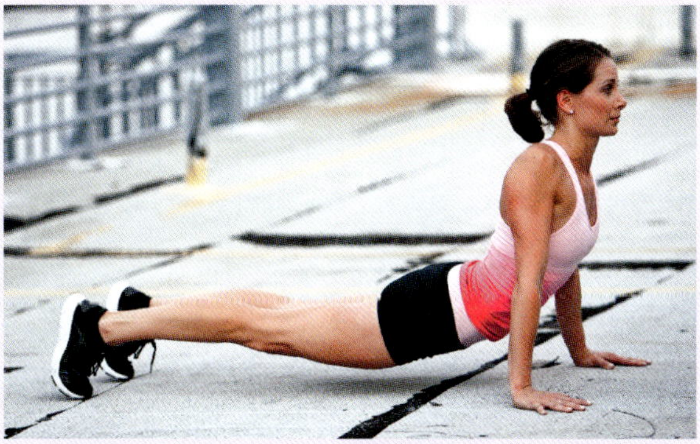

Nun heben Sie das Gesäß wieder an und schieben es zurück, bis Sie wieder in Ausgangsposition sind. Aktivieren Sie die Rumpfmuskulatur, um die Bewegung zu unterstützen.

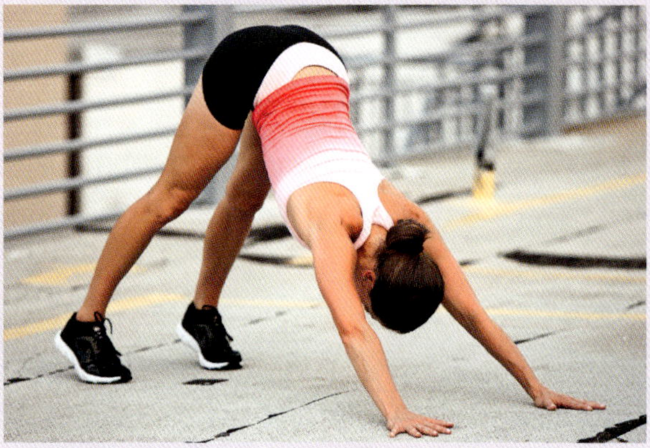

Wollen Sie einen Gang runterschalten? Wenn Sie die Füße etwas weiter auseinander nehmen, ist die Übung einfacher.

17 STURZFLUG OHNE UMKEHRBEWEGUNG MIT 1 SEKUNDE PAUSE

Wenn Sie sich auf Ihren durchgestreckten Armen auf dem Boden abstützen und Ihre Hüfte fast den Boden berührt, halten Sie 1 Sekunde lang inne.

18 STURZFLUG OHNE UMKEHRBEWEGUNG MIT 2 SEKUNDEN PAUSE

Wenn Sie sich auf Ihren durchgestreckten Armen auf dem Boden abstützen und Ihre Hüfte fast den Boden berührt, halten Sie 2 Sekunden lang inne.

19 HALBER STURZFLUG

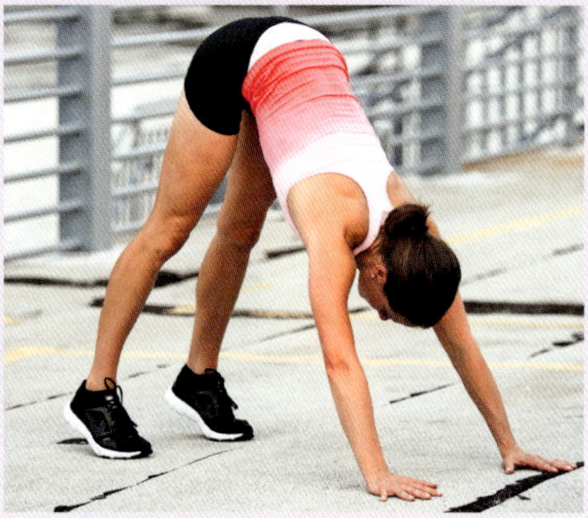

Gehen Sie in die Liegestützposition. Hände und Füße stehen etwas weiter als schulterbreit auseinander. Schieben Sie Ihr Gesäß nach hinten oben, sodass der Oberkörper von den Handgelenken bis zum Gesäß eine gerade Linie bildet. Die Beine bilden einen rechten Winkel zum Oberkörper.

Beugen Sie jetzt die Ellenbogen, drücken Sie die Brust nach unten und schieben Sie den Kopf wie beim Military Press zwischen den Händen durch, bis er fast den Boden berührt. Nun führen Sie den Kopf aber in einer halbkreisförmigen Bewegung weiter nach vorne zwischen den Händen durch. Die Brust berührt nun fast den Boden, das Gesäß ist nach oben gestreckt.

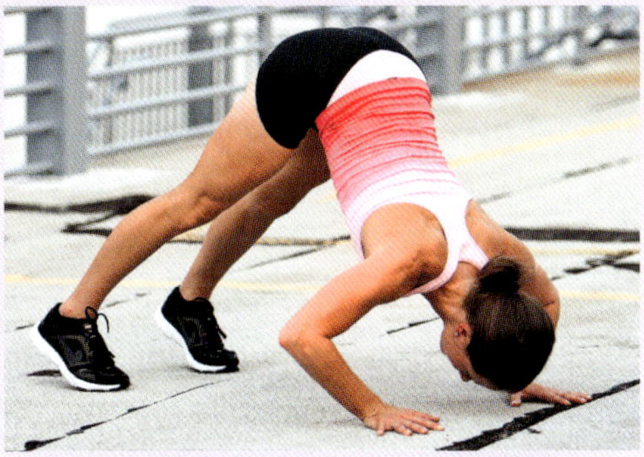

Dann führen Sie die Bewegung in umgekehrter Richtung aus. Aktivieren Sie die Rumpfmuskulatur, während Sie das Gesäß nach oben strecken und die Arme durchstrecken. Je mehr Sie die Rumpfmuskulatur einsetzen, um Rumpf und Beine zusammenzubringen, desto weniger müssen Schultern und Arme leisten.

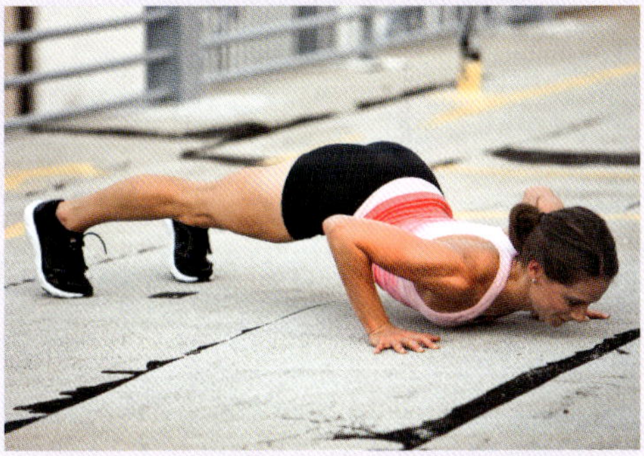

Wollen Sie einen Gang runterschalten? Die Übung wird einfacher, wenn Sie den Bewegungsumfang etwas verkleinern, indem Sie in der untersten Position die Brust nicht ganz nach vorne schieben. Vergrößern Sie den Bewegungsumfang, sobald sie kräftiger werden.

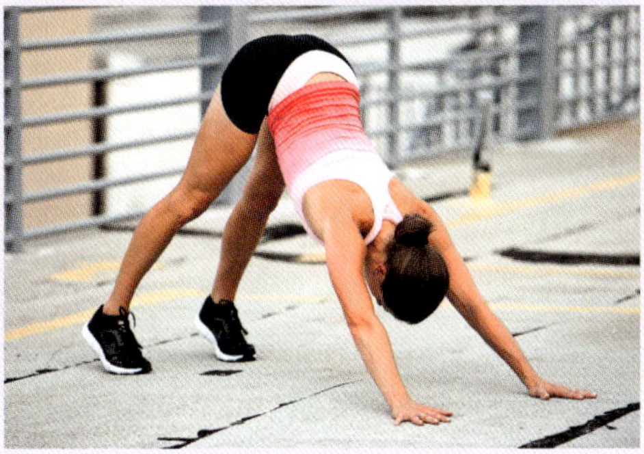

20 HALBER STURZFLUG MIT 1 SEKUNDE PAUSE

Wenn Ihre Brust sich zwischen den Händen befindet, halten Sie 1 Sekunde lang inne.

21 HALBER STURZFLUG MIT 2 SEKUNDEN PAUSE

Wenn Ihre Brust sich zwischen den Händen befindet, halten Sie 2 Sekunden lang inne.

22 STURZFLUG

Gehen Sie in die Liegestützposition. Hände und Füße stehen etwas weiter als schulterbreit auseinander. Schieben Sie Ihr Gesäß nach hinten oben, sodass der Oberkörper von den Handgelenken bis zum Gesäß eine gerade Linie bildet. Die Beine bilden einen rechten Winkel zum Oberkörper.

Beugen Sie jetzt die Ellenbogen, drücken Sie die Brust nach unten und schieben Sie sie in einer halbkreisförmigen Bewegung zwischen den Händen durch. Sie befinden sich nun quasi in Liegestützposition, nur dass Ihr Gesäß nach oben gestreckt ist. Führen Sie nun Kopf und Schultern so weit wie möglich nach vorne oben, bis Sie sich tief im Hohlkreuz befinden und die Hüfte fast den Boden berührt. Die Arme sind durchgestreckt, der Blick ist geradeaus gerichtet.

Führen Sie den gesamten Bewegungsablauf nun in umgekehrter Richtung aus. Schieben Sie die Brust wieder tief am Boden zwischen Ihren Händen durch (Sie befinden sich jetzt wieder in Liegestützposition mit dem Gesäß nach oben geschoben). Drücken Sie dann Ihren Oberkörper wieder hoch, bis die Arme gestreckt sind und das Gesäß in der höchsten Position ist (das ist der schwerste Teil der Übung). Halten Sie bei der Rückwärtsbewegung stets Ihre Rumpfmuskulatur aktiviert und den Rücken im Hohlkreuz. Das entlastet Schultern und Armmuskulatur.

Wollen Sie einen Gang runterschalten? Wenn Sie die Füße etwas weiter als schulterbreit auseinander nehmen, ist die Übung einfacher.

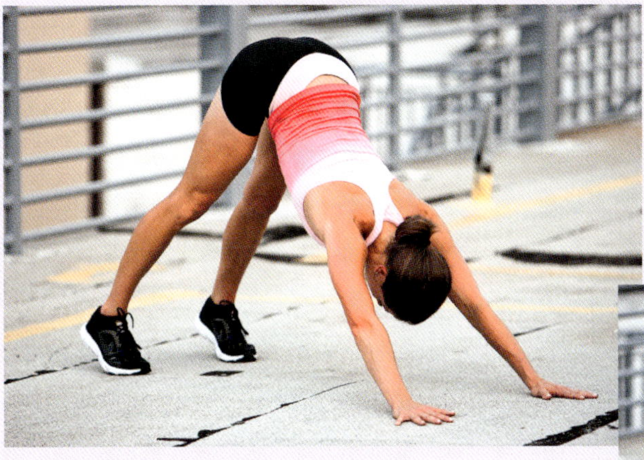

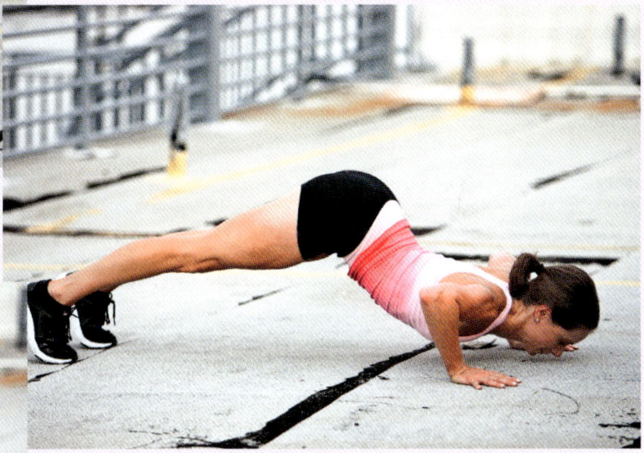

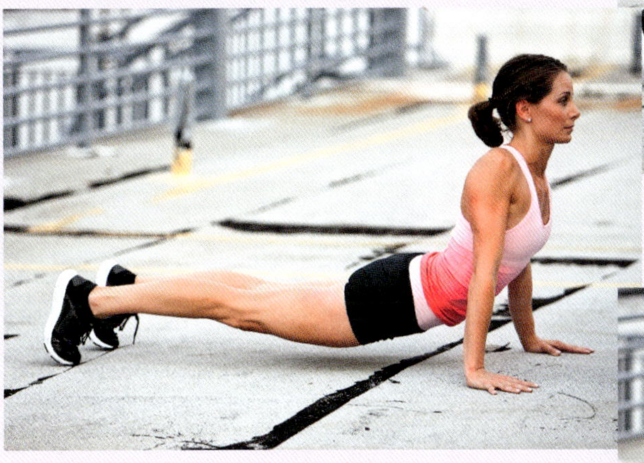

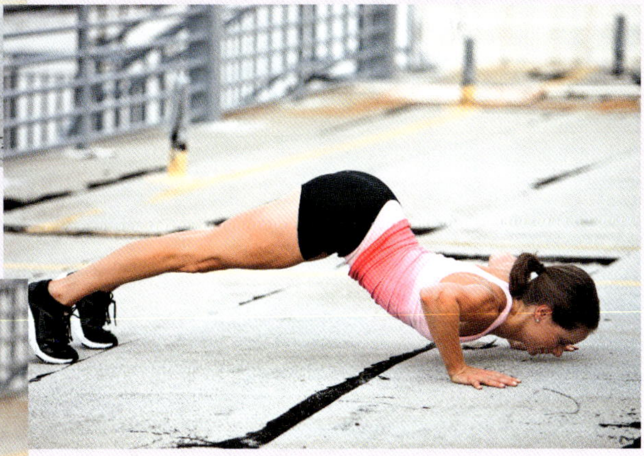

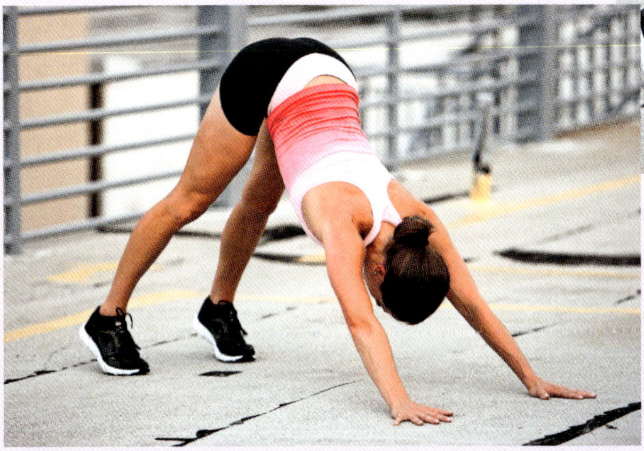

23 STURZFLUG MIT 1 SEKUNDE PAUSE BEIM RUNTERGEHEN

Wenn sich Ihre Brust zwischen den Händen befindet, halten Sie die Position 1 Sekunde lang.

24 STURZFLUG MIT 2 SEKUNDEN PAUSE BEIM RUNTERGEHEN

Wenn sich Ihre Brust zwischen den Händen befindet, halten Sie die Position 2 Sekunden lang.

25 STURZFLUG MIT 1 SEKUNDE PAUSE BEIM HOCHGEHEN

Dieses Mal halten Sie die Bewegung erst auf dem Rückweg an, und zwar wenn sich Ihre Brust wieder zwischen den Händen befindet und bevor Sie das Gesäß nach oben drücken.

HOOYA! Wenn Sie diese Übung schaffen, sind sie ein Champion! Wundern Sie sich nicht, wenn Sie von allen Seiten Bewunderung ernten und gefragt werden, wo Sie Ihre Trainingspläne herhaben! Vergessen Sie nicht, sich auf meiner Webseite einzuloggen und uns Ihren Erfolg mitzuteilen. Gut gemacht!

Wollen Sie einen Gang zulegen? Zunächst einmal können Sie die Wiederholungszahl vergrößern: Absolvieren Sie jeden Satz mit einer zusätzlichen Wiederholung. Wenn Ihnen das nicht genug ist, informieren Sie sich auf meiner Website. Dort finden Sie zahlreiche anspruchsvollere Übungen.

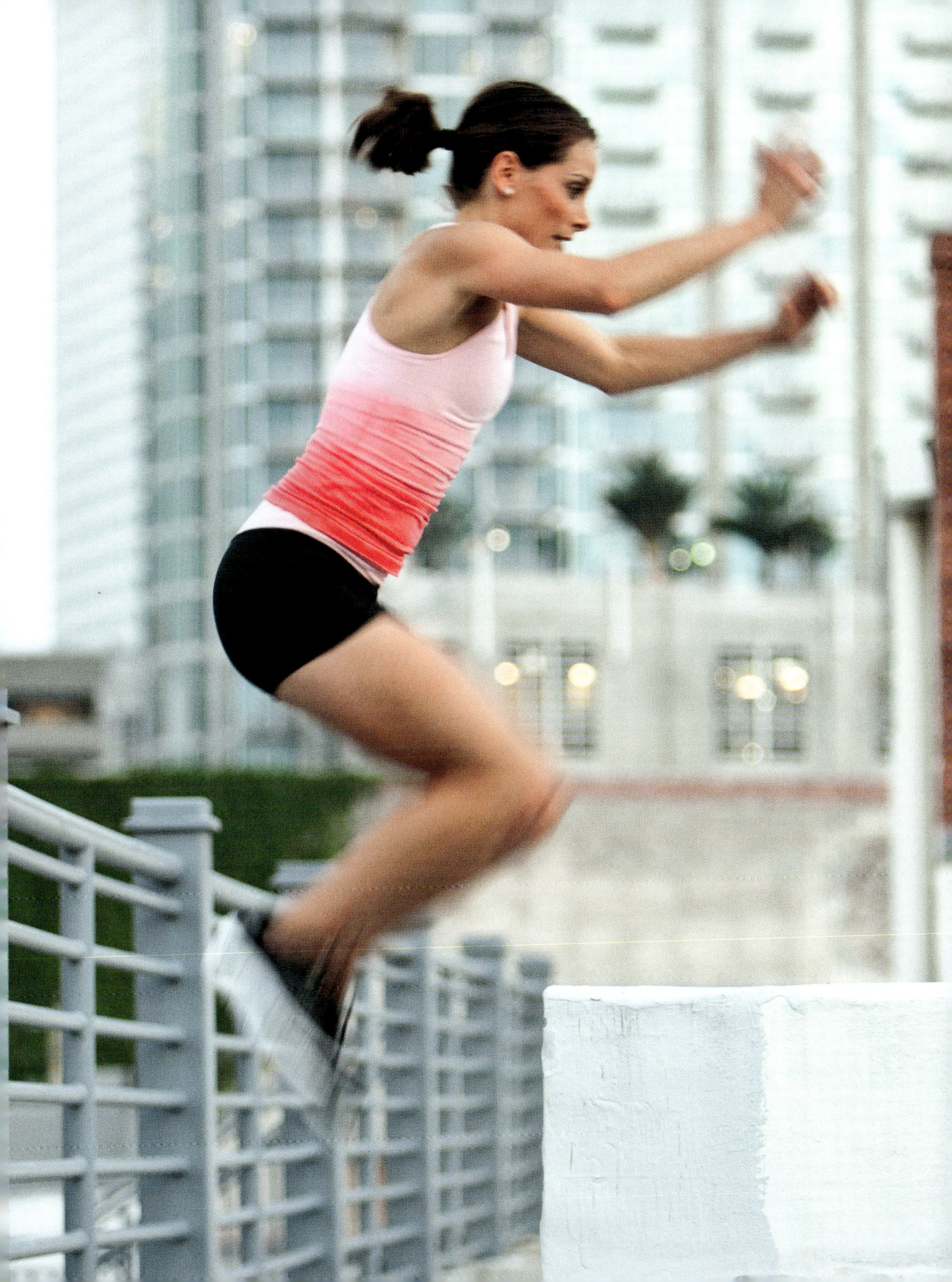

DRUCKÜBUNGEN IM RECHTEN WINKEL

Bei diesen Übungen werden die Arme in der Ausgangsposition im rechten Winkel zum Oberkörper gehalten (wie zum Beispiel beim Liegestütz). Sie trainieren Brustmuskulatur, Trizeps, Schultern und Rumpf (hier insbesondere die Bauchmuskulatur).

Top-Tipps

Halten Sie während der gesamten Bewegung die Bauchmuskulatur angespannt, das Becken leicht nach vorne gekippt und das Kinn angezogen. Ihr Körper sollte von Kopf bis Fuß eine gerade Linie bilden.

Achten Sie stets darauf, dass Sie weder das Becken nach unten kippen noch das Gesäß nach oben strecken. Die Körpermitte bleibt immer angespannt.

Positionieren Sie Ihre Hände so, dass sich die Handflächen in der Endposition auf einer Höhe mit dem unteren Teil des Brustbeins befinden.

Ziehen Sie die Schulterblätter während der Drückbewegung nach unten zum Körper und zusammen.

Die Druckübungen im rechten Winkel in der Reihenfolge ihres Schwierigkeitsgrads

1. Liegestütz mit den Händen auf Brustbeinhöhe
2. Liegestütz mit den Händen auf Brustbeinhöhe und 2 Sekunden Pause
3. Liegestütz mit den Händen auf Hüfthöhe
4. Liegestütz mit den Händen auf Hüfthöhe und 2 Sekunden Pause
5. Liegestütz mit engem Griff und den Händen auf Hüfthöhe
6. Liegestütz mit engem Griff, den Händen auf Hüfthöhe und 1 Sekunde Pause
7. Liegestütz mit engem Griff, den Händen auf Hüfthöhe und 2 Sekunden Pause
8. Liegestütz mit den Händen auf Kniehöhe
9. Liegestütz mit den Händen auf Kniehöhe und 1 Sekunde Pause
10. Liegestütz mit den Händen auf Kniehöhe und 2 Sekunden Pause

11. Liegestütz mit engem Griff und den Händen auf Kniehöhe
12. Liegestütz mit engem Griff, den Händen auf Kniehöhe und 1 Sekunde Pause
13. Liegestütz mit engem Griff, den Händen auf Kniehöhe und 2 Sekunden Pause
14. Liegestütz
15. Liegestütz mit 1 Sekunde Pause
16. Liegestütz mit 2 Sekunden Pause
17. Liegestütz mit engem Griff
18. Liegestütz mit engem Griff und 1 Sekunde Pause
19. Liegestütz mit engem Griff und 2 Sekunden Pause
20. Liegestütz mit den Füßen auf Kniehöhe
21. Liegestütz mit den Füßen auf Kniehöhe und 1 Sekunde Pause
22. Liegestütz mit den Füßen auf Kniehöhe und 2 Sekunden Pause
23. Einarmiger Liegestütz mit der Hand auf Hüfthöhe
24. Einarmiger Liegestütz mit der Hand auf Hüfthöhe und 1 Sekunde Pause
25. Einarmiger Liegestütz mit der Hand auf Hüfthöhe und 2 Sekunden Pause

1 LIEGESTÜTZ MIT DEN HÄNDEN AUF BRUSTBEINHÖHE

Sie stehen einen guten Schritt entfernt vor einer Wand. Die Füße sind geschlossen, die Hände platzieren Sie etwas weiter als schulterbreit voneinander entfernt auf Brustbeinhöhe an der Wand. Jetzt sind Sie leicht vorgelehnt, der Körper bildet eine gerade Linie von Kopf bis Fuß, die Gesäßmuskulatur ist angespannt.

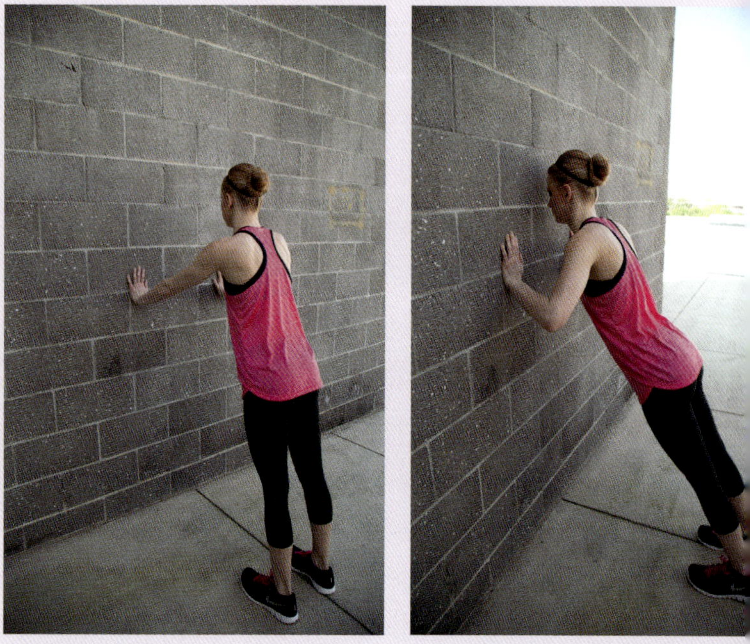

Beugen Sie Ihre Ellenbogen, bis Ihre Nase fast die Wand berührt und halten Sie dabei Gesäß und Körpermitte angespannt. In der Endposition befindet sich der untere Teil der Brust zwischen Ihren Händen. Drücken Sie sich wieder von der Wand ab und strecken die Arme durch.

Wollen Sie einen Gang runterschalten? Wenn Sie etwas näher an die Wand herangehen, wird die Übung leichter.

2 LIEGESTÜTZ MIT DEN HÄNDEN AUF BRUSTBEINHÖHE UND 2 SEKUNDEN PAUSE

Wenn Ihre Nase fast die Wand berührt, halten Sie 2 Sekunden lang inne.

3 LIEGESTÜTZ MIT DEN HÄNDEN AUF HÜFTHÖHE

Bei dieser Übung stützen Sie sich mit gestreckten Armen auf einem hüfthohen Gegenstand wie einer Bank, einem Stuhl oder einer Treppenstufe ab. Die Füße sind geschlossen, die Hände etwas weiter als schulterbreit voneinander entfernt, der Körper bildet eine gerade Linie.

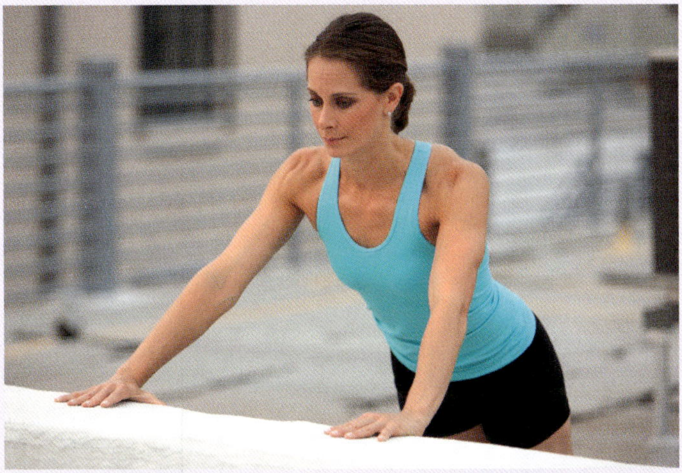

Halten Sie die Körpermitte stets angespannt, während Sie die Ellenbogen so weit beugen, bis die Nase fast den Gegenstand berührt, auf dem Sie sich abstützen. Drücken Sie sich dann wieder aus den Armen heraus hoch.

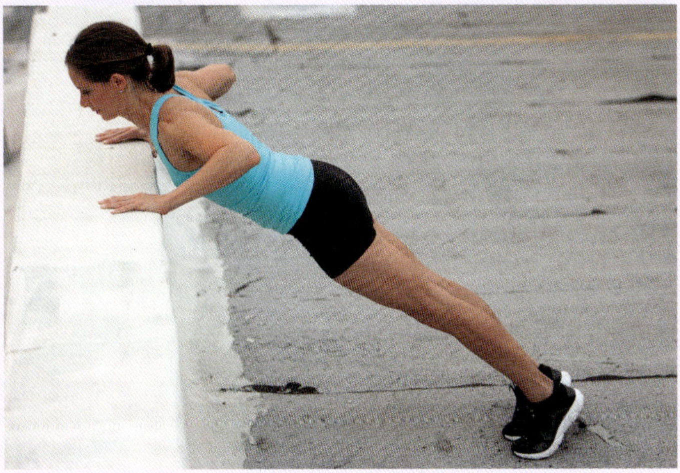

Wollen Sie einen Gang runterschalten? Beginnen Sie mit einem etwas höheren Gegenstand.

4 LIEGESTÜTZ MIT DEN HÄNDEN AUF HÜFTHÖHE UND 2 SEKUNDEN PAUSE

Halten Sie die Endposition, in der Ihre Nase fast den Gegenstand berührt, auf dem Sie sich abstützen, 2 Sekunden lang.

5 LIEGESTÜTZ MIT ENGEM GRIFF UND DEN HÄNDEN AUF HÜFTHÖHE

Diese Variante unterscheidet sich von Übung 3 nur dadurch, dass Sie die Hände nun nah beieinander platzieren und die Daumen sich berühren. Gehen Sie wieder so weit nach unten, bis Ihre Brust fast die Hände berührt.

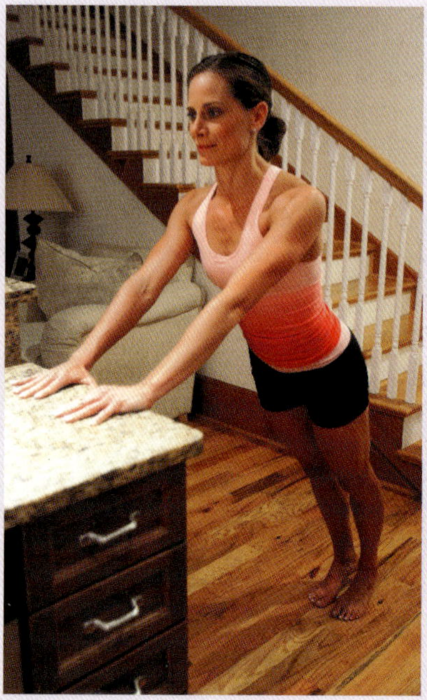

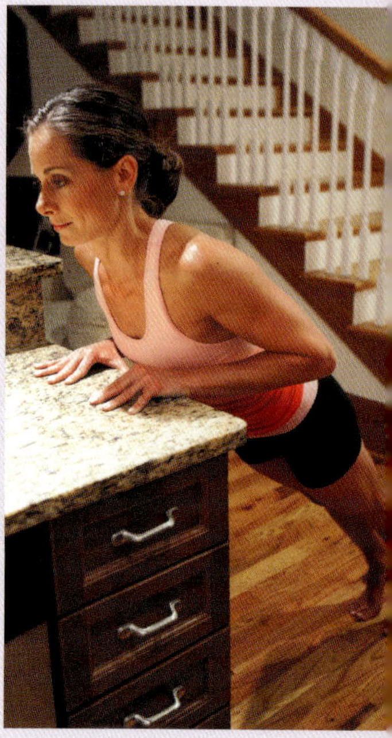

Wollen Sie einen Gang runterschalten? Beginnen Sie mit einem etwas höheren Gegenstand.

6 LIEGESTÜTZ MIT ENGEM GRIFF, DEN HÄNDEN AUF HÜFTHÖHE UND 1 SEKUNDE PAUSE

Wenn Ihre Brust fast die Hände berührt, halten Sie 1 Sekunde lang inne.

7 LIEGESTÜTZ MIT ENGEM GRIFF, DEN HÄNDEN AUF HÜFTHÖHE UND 2 SEKUNDEN PAUSE

Wenn Ihre Brust fast die Hände berührt, halten Sie 2 Sekunden lang inne.

8 LIEGESTÜTZ MIT DEN HÄNDEN AUF KNIEHÖHE

Bei dieser Variante wählen Sie einen kniehohen Gegenstand wie einen Hocker, eine Treppenstufe oder einen Sessel. Die Füße halten Sie geschlossen, die Hände etwas weiter als schulterbreit voneinander entfernt. Ihr Körper bildet eine gerade Linie.

Halten Sie die Körpermitte stets angespannt, während Sie die Ellenbogen so weit beugen, bis Ihre Brust fast den Gegenstand zwischen den Händen berührt. Drücken Sie sich dann wieder aus den Armen heraus hoch.

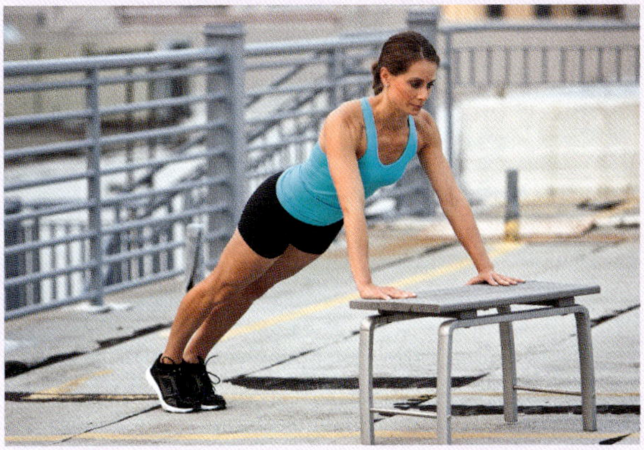

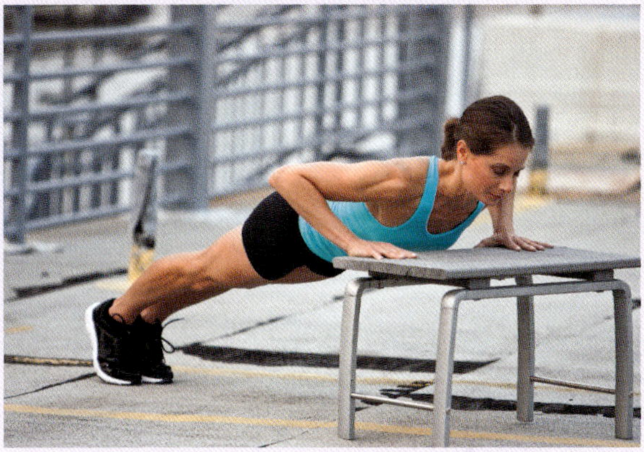

Wollen Sie einen Gang runterschalten? Beginnen Sie mit einem etwas höheren Gegenstand.

9 LIEGESTÜTZ MIT DEN HÄNDEN AUF KNIEHÖHE UND 1 SEKUNDE PAUSE

Wenn Ihre Brust fast den Gegenstand zwischen den Händen berührt, halten Sie 1 Sekunde lang inne.

10 LIEGESTÜTZ MIT DEN HÄNDEN AUF KNIEHÖHE UND 2 SEKUNDEN PAUSE

Wenn Ihre Brust fast den Gegenstand zwischen den Händen berührt, halten Sie 2 Sekunden lang inne.

11 LIEGESTÜTZ MIT ENGEM GRIFF UND DEN HÄNDEN AUF KNIEHÖHE

Diese Variante unterscheidet sich von Übung 8 nur dadurch, dass Sie die Hände nun nah beieinander platzieren und die Daumen sich berühren. Kurz bevor Ihre Brust die Hände berührt, drücken Sie sich wieder hoch.

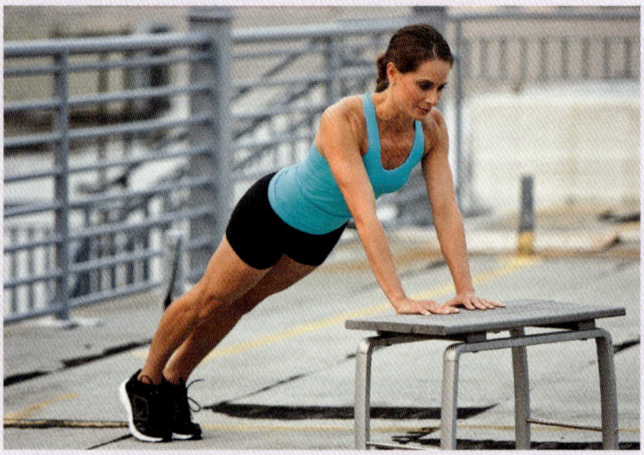

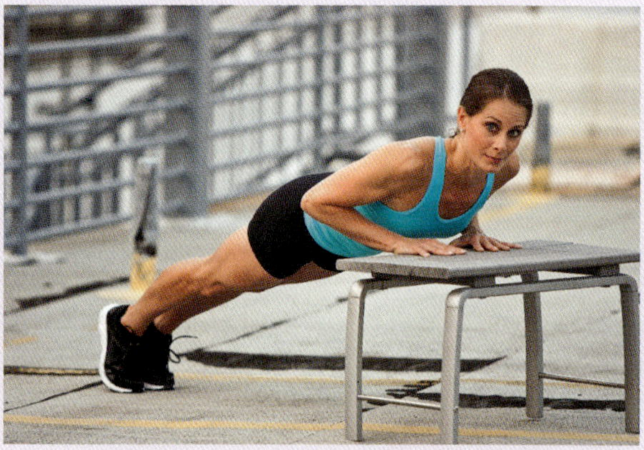

Wollen Sie einen Gang runterschalten? Beginnen Sie mit einem etwas höheren Gegenstand.

12 LIEGESTÜTZ MIT ENGEM GRIFF, DEN HÄNDEN AUF KNIEHÖHE UND 1 SEKUNDE PAUSE

Wenn die Brust fast die Hände berührt, halten Sie 1 Sekunde lang inne.

13 LIEGESTÜTZ MIT ENGEM GRIFF, DEN HÄNDEN AUF KNIEHÖHE UND 2 SEKUNDEN PAUSE

Wenn die Brust fast die Hände berührt, halten Sie 2 Sekunden lang inne.

14 LIEGESTÜTZ

Knien Sie sich auf den Boden, lehnen Sie sich nach vorne und platzieren Sie die Hände etwas weiter als schulterbreit voneinander entfernt auf dem Boden. Heben Sie dann die Knie an, nur Hände und Füße haben Bodenkontakt, der ganze Körper bildet eine gerade Linie. Die Beine sind geschlossen.

Beugen Sie jetzt die Ellenbogen und bewegen Sie die Brust zum Boden. Dabei bleibt der Körper angespannt und gerade. Wenn die Brust fast den Boden berührt, drücken Sie sich wieder hoch, bis die Arme durchgestreckt sind.

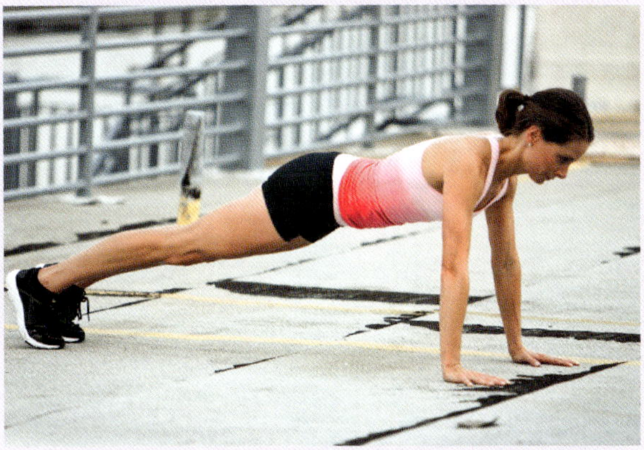

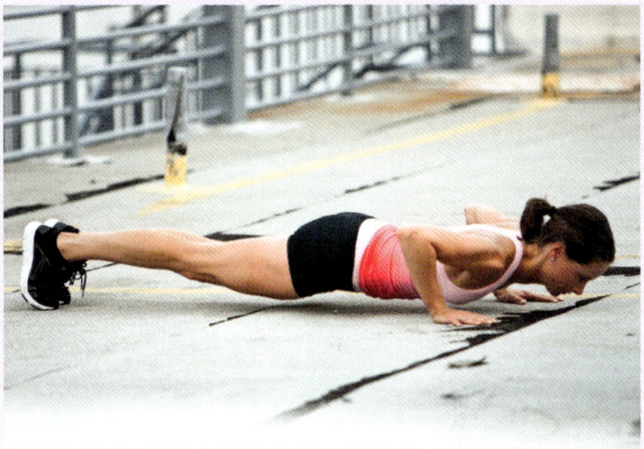

Wollen Sie einen Gang runterschalten? Spreizen Sie die Beine, um die Übung zu vereinfachen.

15 LIEGESTÜTZ MIT 1 SEKUNDE PAUSE

Wenn Ihre Brust fast den Boden berührt, halten Sie die Position 1 Sekunde lang.

16 LIEGESTÜTZ MIT 2 SEKUNDEN PAUSE

Wenn Ihre Brust fast den Boden berührt, halten Sie die Position 2 Sekunden lang.

17 LIEGESTÜTZ MIT ENGEM GRIFF

Diese Übung unterscheidet sich von Übung 14 nur dadurch, dass Sie die Hände nun nah beieinander platzieren und die Daumen sich berühren. Kurz bevor die Brust die Hände berührt, strecken Sie die Arme und drücken sich wieder hoch.

Wollen Sie einen Gang runterschalten? Spreizen Sie die Beine, um die Übung zu vereinfachen.

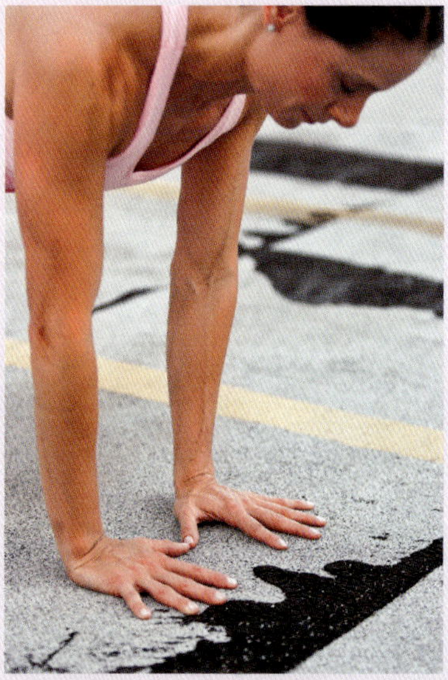

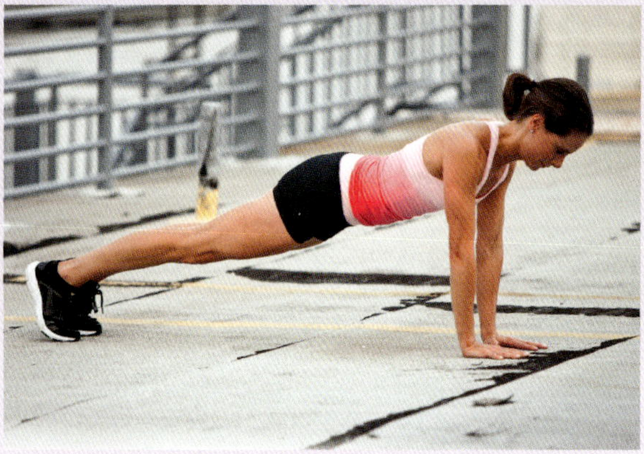

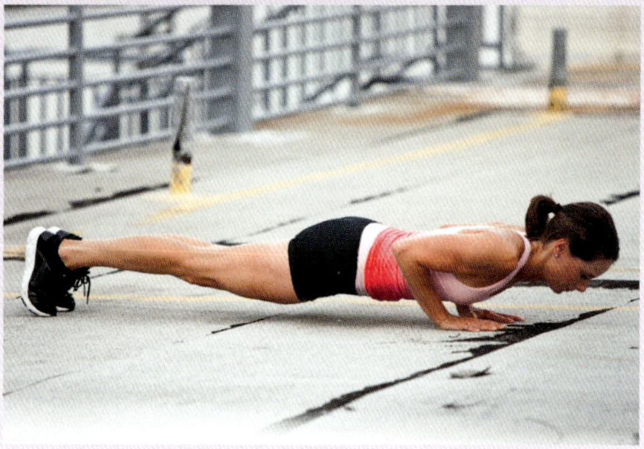

18 LIEGESTÜTZ MIT ENGEM GRIFF UND 1 SEKUNDE PAUSE

Wenn die Brust fast die Hände berührt, halten Sie 1 Sekunde lang inne.

19 LIEGESTÜTZ MIT ENGEM GRIFF UND 2 SEKUNDEN PAUSE

Wenn die Brust fast die Hände berührt, halten Sie 2 Sekunden lang inne.

20 LIEGESTÜTZ MIT DEN FÜSSEN AUF KNIEHÖHE

Sie gehen in die klassische Liegestützposition wie in Übung 14, aber Sie platzieren die Füße nun auf einem kniehohen Gegenstand, zum Beispiel einem Sessel oder einem Sofa. Achten Sie darauf, dass der Körper während der gesamten Übung angespannt bleibt und eine gerade Linie von den Fersen bis zum Nacken bildet. Gehen Sie kontrolliert nach unten, bis Ihre Nase fast den Boden berührt, und strecken Sie sich dann aus den Armen heraus wieder hoch.

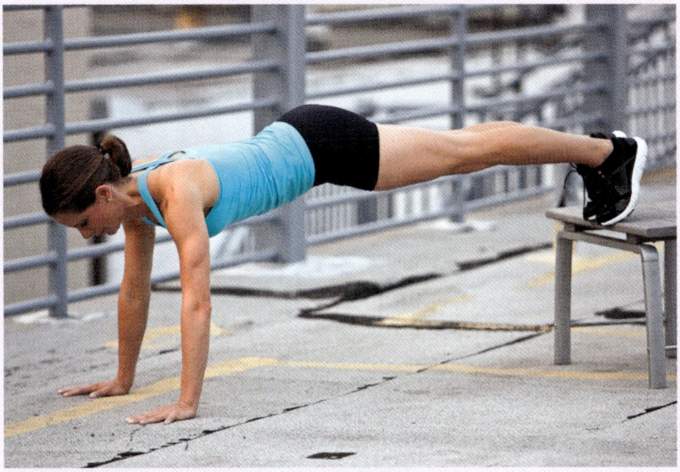

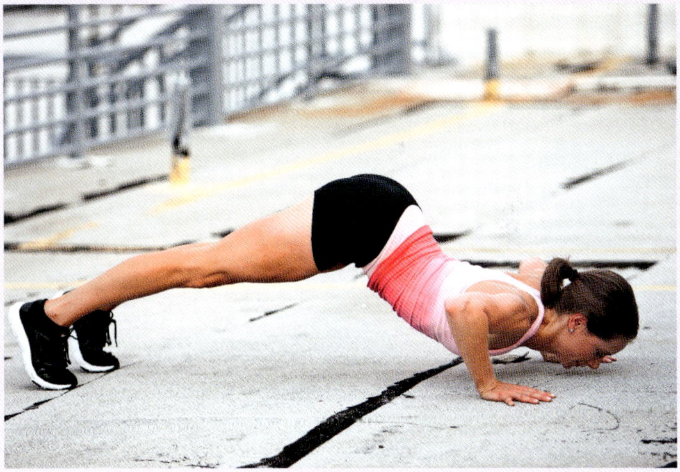

Wollen Sie einen Gang runterschalten? Beginnen Sie mit einem etwas niedrigeren Gegenstand.

21 LIEGESTÜTZ MIT DEN FÜSSEN AUF KNIEHÖHE UND 1 SEKUNDE PAUSE

Wenn Ihre Nase fast den Boden berührt, halten Sie 1 Sekunde lang inne.

22 LIEGESTÜTZ MIT DEN FÜSSEN AUF KNIEHÖHE UND 2 SEKUNDEN PAUSE

Wenn Ihre Nase fast den Boden berührt, halten Sie 2 Sekunden lang inne.

23 EINARMIGER LIEGESTÜTZ MIT DER HAND AUF HÜFTHÖHE

Ähnlich wie bei Übung 5, dem Liegestütz mit engem Griff und den Händen auf Hüfthöhe, platzieren Sie beide Hände auf einem hüfthohen Gegenstand wie einem Tisch oder einem Geländer. Nun lösen Sie die rechte Hand und nehmen sie hinter Ihren Rücken. Das rechte Bein spreizen Sie ein wenig und stellen den rechten Fuß weiter außen ab, um einen sicheren Stand zu haben. Ihr Körper bildet von der linken Ferse bis zur linken Schulter eine gerade Linie.

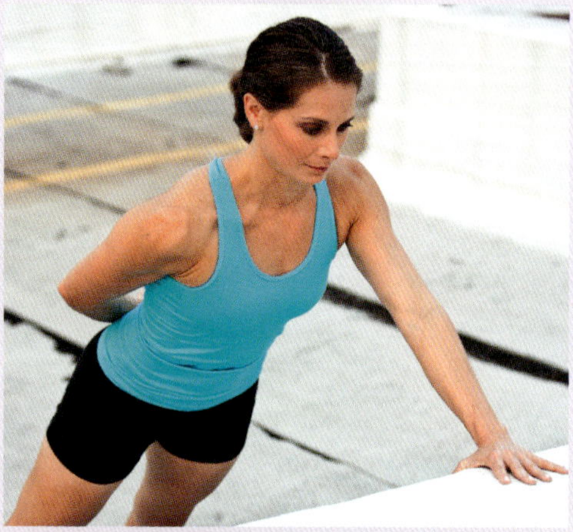

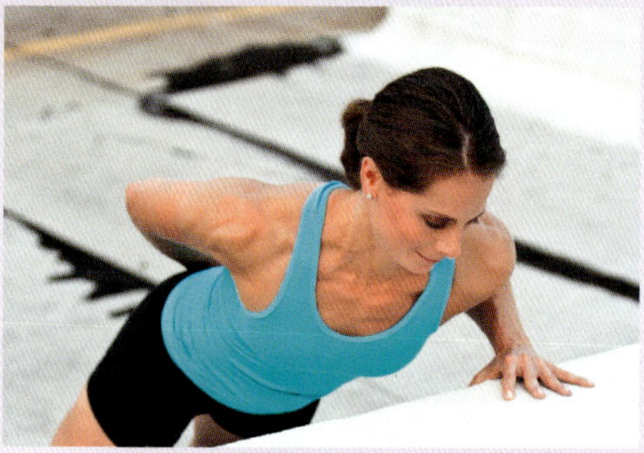

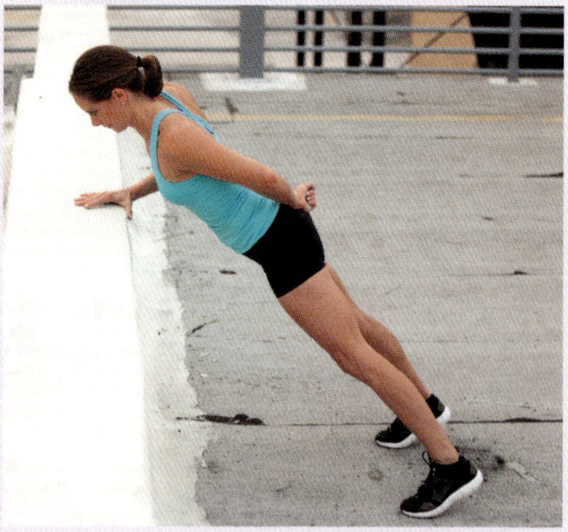

Senken Sie nun den Oberkörper so weit wie möglich ab. Der Ellenbogen der arbeitenden Hand bleibt dicht an den Rippen, beide Schultern parallel zur Oberfläche, auf der Sie sich abstützen, und aktiv nach unten gedrückt. Sie stehen während der ganzen Übung nur auf Ihren Zehen und halten Ihre Körpermitte stets angespannt. Sie müssen spüren, wie Ihre Bauchmuskulatur arbeiten muss, um den Körper gerade zu halten!

Wollen Sie einen Gang runterschalten? Beginnen Sie mit einem etwas höheren Gegenstand.

HOOYA! Wenn Sie diese Variante mit perfekter Technik schaffen, haben Sie's wirklich drauf! Dies ist eine exzellente Bauchmuskelübung und eine der wenigen Übungen, die zugleich Ihre Rotationskraft im Rumpfbereich trainieren.

24 EINARMIGER LIEGESTÜTZ MIT DER HAND AUF HÜFTHÖHE UND 1 SEKUNDE PAUSE

Wenn Ihre Brust beinahe den Gegenstand zwischen den Händen berührt, halten Sie die Position 1 Sekunde lang.

25 EINARMIGER LIEGESTÜTZ MIT DER HAND AUF HÜFTHÖHE UND 2 SEKUNDEN PAUSE

Wenn Ihre Brust beinahe den Gegenstand zwischen den Händen berührt, halten Sie die Position 2 Sekunden lang.

Wollen Sie einen Gang zulegen? Verringern Sie beim einarmigen Liegestütz nach und nach die Höhe der Stützhand. Wenn Sie die Übung schließlich am Boden ausführen können, sind Sie besser in Form als Demi Moore, die in dem Film *G.I. Jane* die Hauptrolle spielte. Hut ab!

HOOYA! Auf meiner Webseite www.fitohnegeräte.de finden Sie weitere anspruchsvolle Übungen. Vergessen Sie nicht, Ihren Erfolg im Forum zu verewigen!

BEUGEÜBUNGEN

Bei den meisten dieser Übungen beugen Sie sich in der Hüfte. Sie trainieren damit Ihre Beinmuskulatur, Gesäß (Gluteus), Rücken und Rumpfmuskulatur, oft auch Schultern und Trizeps.

Top-Tipps

Achten Sie darauf, stets die natürliche Wölbung der Lendenwirbelsäule beizubehalten, sodass Sie immer ein leichtes Hohlkreuz bilden. Dabei strecken Sie die Brust heraus und schieben das Gesäß nach hinten.

Ziehen Sie niemals die Schultern nach oben, sondern drücken Sie sie aktiv nach unten und ziehen Sie die Schulterblätter zusammen. Ziehen Sie außerdem immer Ihr Kinn an.

Die Beugeübungen in der Reihenfolge ihres Schwierigkeitsgrads

1. Good Morning
2. Good Morning mit 1 Sekunde Pause
3. Good Morning mit 2 Sekunden Pause
4. Warrior
5. Warrior mit 1 Sekunde Pause
6. Warrior mit 2 Sekunden Pause
7. Hüftstrecken
8. Hüftstrecken mit 1 Sekunde Pause
9. Hüftstrecken mit 2 Sekunden Pause
10. Hüftheben
11. Hüftheben mit 1 Sekunde Pause
12. Hüftheben mit 2 Sekunden Pause
13. Einbeiniges Hüftstrecken
14. Einbeiniges Hüftstrecken mit 1 Sekunde Pause
15. Einbeiniges Hüftstrecken mit 2 Sekunden Pause
16. Einbeiniges Hüftheben

17. Einbeiniges Hüftheben mit 1 Sekunde Pause
18. Einbeiniges Hüftheben mit 2 Sekunden Pause
19. Einbeiniges Kreuzheben
20. Einbeiniges Kreuzheben mit 1 Sekunde Pause
21. Einbeiniges Kreuzheben mit 2 Sekunden Pause
22. Einbeiniger Warrior
23. Einbeiniger Warrior mit 1 Sekunde Pause
24. Einbeiniger Warrior mit 2 Sekunden Pause
25. Einbeiniger Warrior mit Armen über Kopf

1 GOOD MORNING

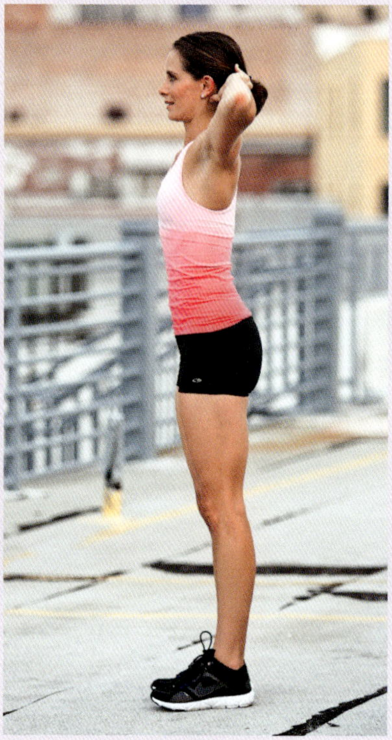

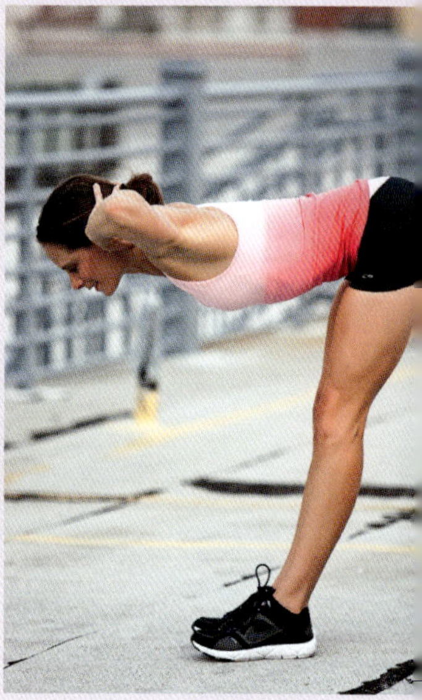

Stellen Sie sich mit hüftbreit voneinander entfernten Füßen aufrecht hin und nehmen Sie die Hände hinter den Kopf. Nun beugen Sie sich aus der Hüfte heraus nach vorne und behalten dabei ein leichtes Hohlkreuz, indem Sie das Gesäß nach hinten strecken und die Brust nach unten drücken.

Sie sollten eine leichte Spannung in der hinteren Oberschenkelmuskulatur und im unteren Rücken verspüren. Gehen Sie so weit hinunter, wie Sie können, ohne den Rücken rund zu machen. Dann gehen Sie wieder hoch und strecken die Hüfte. Die ganze Bewegung erfolgt ausschließlich aus dem Hüftgelenk heraus.

Wollen Sie einen Gang runterschalten? Lassen Sie die Arme hängen oder legen Sie sie an die Hüfte, um die Übung zu vereinfachen.

2 GOOD MORNING MIT 1 SEKUNDE PAUSE

Wenn Sie am tiefstmöglichen Punkt angekommen sind und die Spannung in der Oberschenkelrückseite spüren, halten Sie 1 Sekunde lang inne.

3 GOOD MORNING MIT 2 SEKUNDEN PAUSE

Wenn Sie am tiefstmöglichen Punkt angekommen sind und die Spannung in der Oberschenkelrückseite spüren, halten Sie 2 Sekunden lang inne.

4 WARRIOR

Diese Übung unterscheidet sich nur dadurch von Übung 1, dass Sie Ihre Arme jetzt in Verlängerung des Körpers nach oben ausstrecken. Die Handflächen zeigen zueinander, die Oberarme halten Sie dicht an den Ohren.

Wollen Sie einen Gang runterschalten? Wenn Sie die Ellenbogen etwas beugen, wird die Übung einfacher.

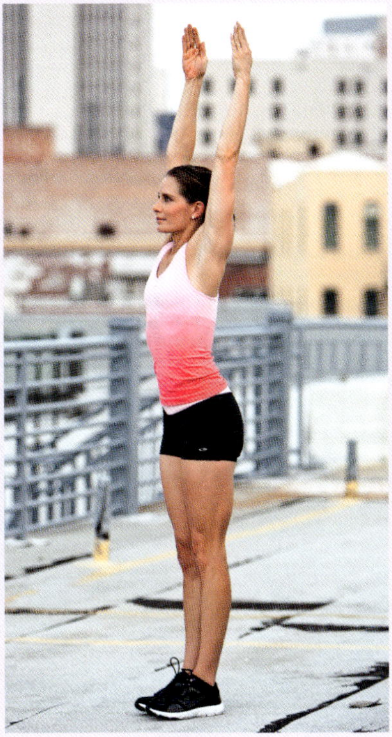

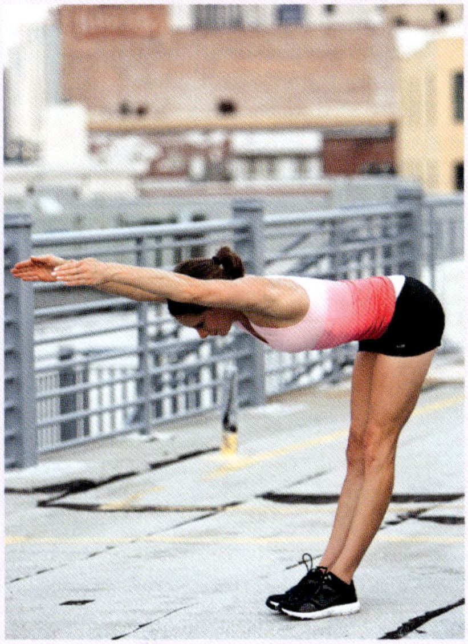

5 WARRIOR MIT 1 SEKUNDE PAUSE

Wenn Sie am tiefstmöglichen Punkt angekommen sind und die Spannung in der Oberschenkelrückseite spüren, halten Sie 1 Sekunde lang inne.

6 WARRIOR MIT 2 SEKUNDEN PAUSE

Wenn Sie am tiefstmöglichen Punkt angekommen sind und die Spannung in der Oberschenkelrückseite spüren, halten Sie 2 Sekunden lang inne.

7 HÜFTSTRECKEN

Legen Sie sich flach auf den Rücken, die Arme liegen gestreckt seitlich am Körper. Ihre Fersen ruhen auf einem kniehohen Gegenstand, zum Beispiel einem Stuhl oder einem Hocker. Die Knie sind im rechten Winkel gebeugt. Heben Sie jetzt aus der Kraft Ihrer Beine das Gesäß an, bis Oberschenkel und Rumpf einen leichten Auswärtsbogen bilden. Dann senken Sie die Hüfte wieder langsam und kontrolliert ab. Knie und Füße bleiben dabei stets dicht zusammen.

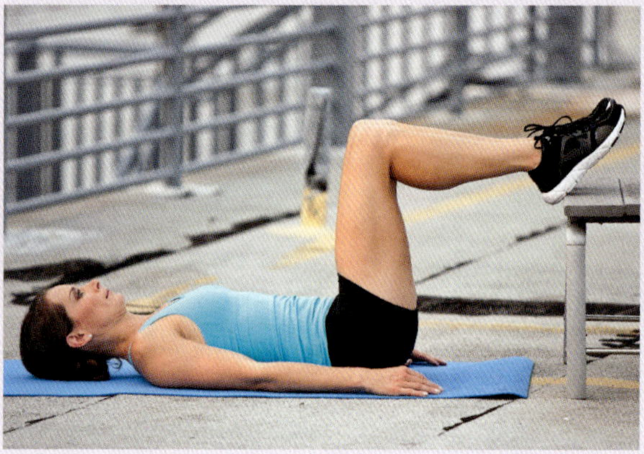

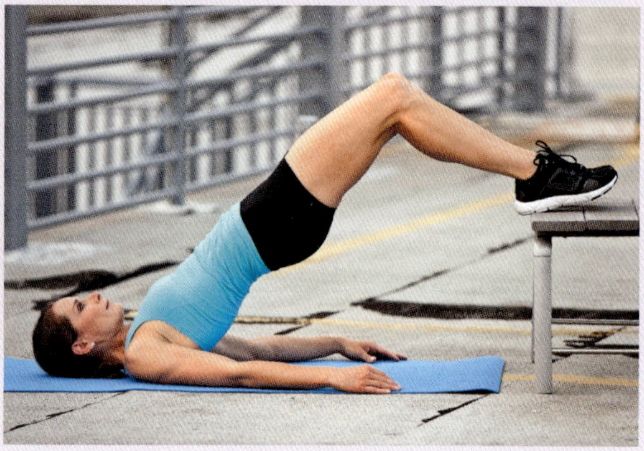

Wollen Sie einen Gang runterschalten? Wenn Sie die Hüfte etwas weniger hoch anheben, ist die Übung einfacher. Arbeiten Sie sich jedoch langsam, aber sicher vor, bis Sie es schaffen, dass Oberschenkel und Rumpf einen leichten Auswärtsbogen bilden.

8 HÜFTSTRECKEN MIT 1 SEKUNDE PAUSE

Halten Sie die obere Position 1 Sekunde lang und spannen Sie die Gesäß- und hintere Oberschenkelmuskulatur an.

9 HÜFTSTRECKEN MIT 2 SEKUNDEN PAUSE

Halten Sie die obere Position 2 Sekunden lang und spannen Sie die Gesäß- und hintere Oberschenkelmuskulatur an.

10 HÜFTHEBEN

Sie sitzen mit gestreckten Beinen und geradem Rücken auf dem Boden. Stützen Sie Ihre Hände auf beiden Seiten des Gesäßes ab. Die Fingerspitzen zeigen nach vorne oder leicht nach außen.

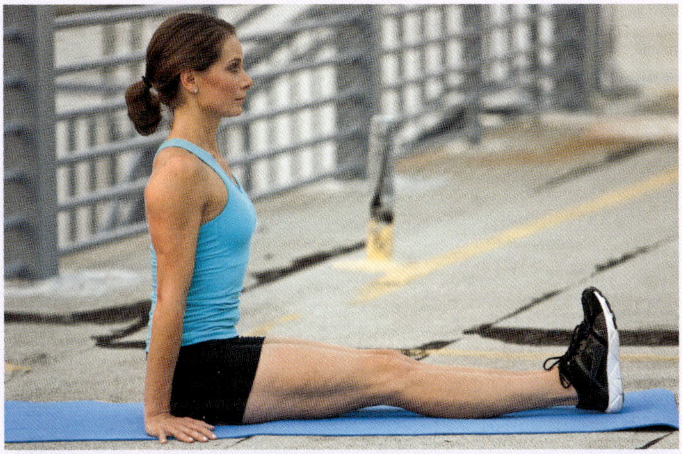

Halten Sie die Arme gerade, aber nicht komplett durchgestreckt, und heben Sie die Hüfte an, bis die Fußsohlen flach auf dem Boden stehen und Ihre Knie einen rechten Winkel über den Füßen bilden. Während der Aufwärtsbewegung stellen Sie sich vor, dass Sie Ihre Hände auswärts drehen. Dadurch werden die Schulterblätter zusammengezogen.

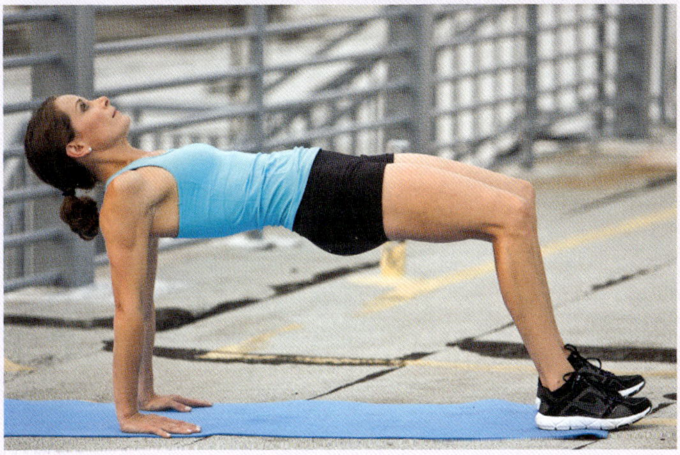

Der Körper bildet nun eine gerade Linie von den Schultern bis zu den Knien. Lassen Sie den Kopf zurückfallen, der Blick ist zur Decke gerichtet. Gehen Sie dann langsam und kontrolliert wieder in die Ausgangsposition zurück.

Wollen Sie einen Gang runterschalten? Gehen Sie nicht ganz zurück in die Ausgangsposition. Stattdessen halten Sie die Knie im rechten Winkel gebeugt und beginnen die nächste Aufwärtsbewegung, sobald das Gesäß den Boden berührt.

11 HÜFTHEBEN MIT 1 SEKUNDE PAUSE

Halten Sie die obere Position 1 Sekunde lang und spannen Sie die Gesäß- und hintere Oberschenkelmuskulatur an.

12 HÜFTHEBEN MIT 2 SEKUNDEN PAUSE

Halten Sie die obere Position 2 Sekunden lang und spannen Sie die Gesäß- und hintere Oberschenkelmuskulatur an.

13 EINBEINIGES HÜFTSTRECKEN

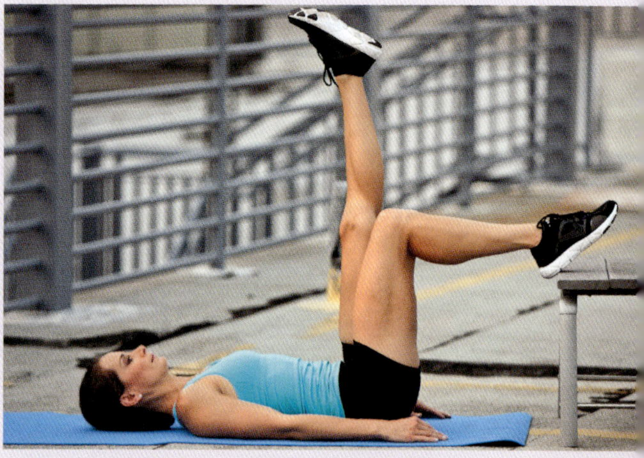

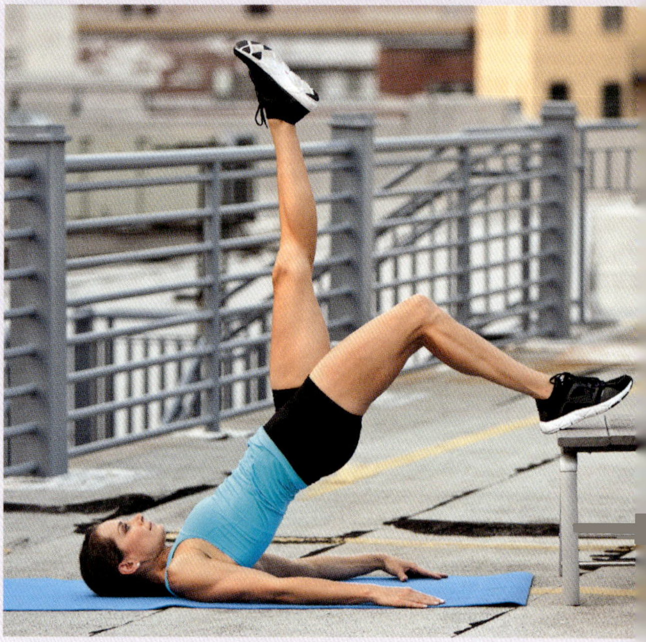

Legen Sie sich flach auf den Rücken, die Arme liegen gestreckt seitlich am Körper. Ihr linkes Bein strecken Sie nach oben. Die rechte Ferse ruht auf einem kniehohen Gegenstand, das Knie ist im rechten Winkel gebeugt. Heben Sie jetzt aus der Kraft des rechten Beins das Gesäß an, bis Ihr Körper vom rechten Knie bis zur Schulter einen leichten Auswärtsbogen bildet. Senken Sie dann die Hüfte wieder langsam und kontrolliert ab.

Wollen Sie einen Gang runterschalten? Wenn Sie nicht ganz so weit nach oben gehen, wird die Übung einfacher. Sobald Sie ausreichend Kraft und Beweglichkeit entwickelt haben, sollten Sie das Gesäß so weit anheben, dass Oberschenkel und Rumpf einen leichten Auswärtsbogen bilden.

14 EINBEINIGES HÜFTSTRECKEN MIT 1 SEKUNDE PAUSE

Halten Sie die obere Position 1 Sekunde lang und spannen Sie die Gesäß- und hintere Oberschenkelmuskulatur an.

15 EINBEINIGES HÜFTSTRECKEN MIT 2 SEKUNDEN PAUSE

Halten Sie die obere Position 2 Sekunden lang und spannen Sie die Gesäß- und hintere Oberschenkelmuskulatur an.

16 EINBEINIGES HÜFTHEBEN

Sie sitzen mit gestreckten Beinen und geradem Rücken auf dem Boden und stützen Ihre Hände auf beiden Seiten des Gesäßes ab. Die Fingerspitzen zeigen nach vorne oder leicht nach außen. Heben Sie nun das rechte Bein leicht vom Boden an.

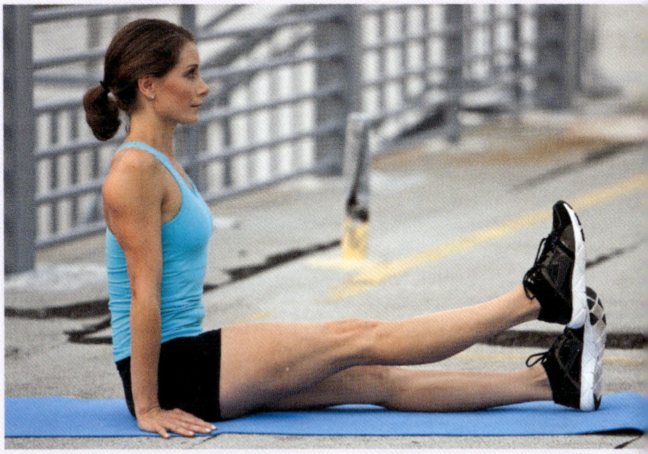

Halten Sie die Arme gerade, aber nicht komplett durchgestreckt, und heben Sie die Hüfte an, bis die linke Fußsohle flach auf dem Boden steht und das linke Knie einen rechten Winkel über dem Fuß bildet. Während der Aufwärtsbewegung stellen Sie sich vor, dass Sie Ihre Hände auswärts drehen. Dadurch werden die Schulterblätter zusammengezogen. Der Körper bildet nun eine gerade Linie von den Schultern bis zum linken Knie. Lassen Sie den Kopf zurückfallen und richten Sie den Blick zur Decke. Das nach oben gestreckte Bein sollte einen Winkel von mindestens 45 Grad zum Boden bilden. Gehen Sie dann langsam und kontrolliert wieder nach unten.

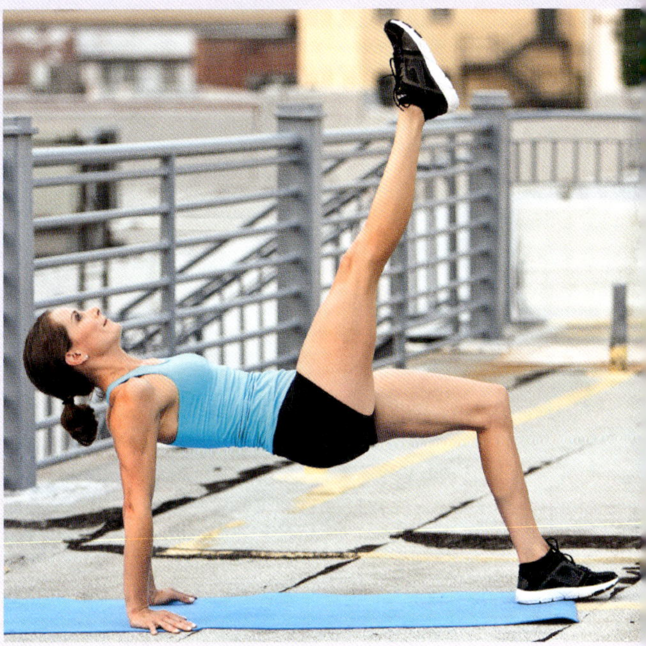

Wollen Sie einen Gang runterschalten? Gehen Sie nicht ganz zurück in die Ausgangsposition. Stattdessen halten Sie das Knie des Standbeins im rechten Winkel gebeugt und beginnen die nächste Aufwärtsbewegung, sobald das Gesäß den Boden berührt.

17 EINBEINIGES HÜFTHEBEN MIT 1 SEKUNDE PAUSE

Halten Sie die obere Position 1 Sekunde lang und spannen Sie die Gesäß- und hintere Oberschenkelmuskulatur an.

18 EINBEINIGES HÜFTHEBEN MIT 2 SEKUNDEN PAUSE

Halten Sie die obere Position 2 Sekunden lang und spannen Sie die Gesäß- und hintere Oberschenkelmuskulatur an.

19 EINBEINIGES KREUZHEBEN

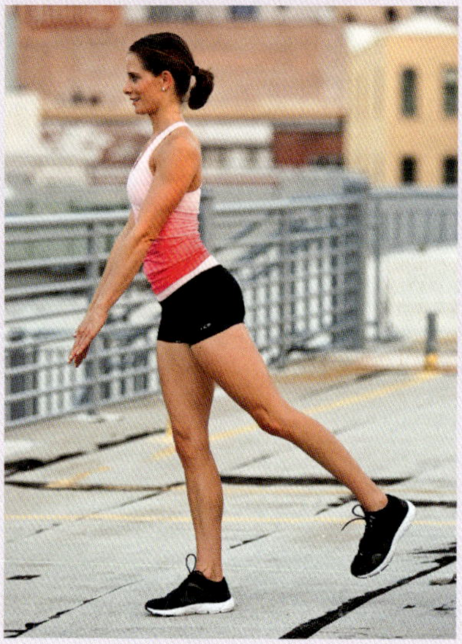

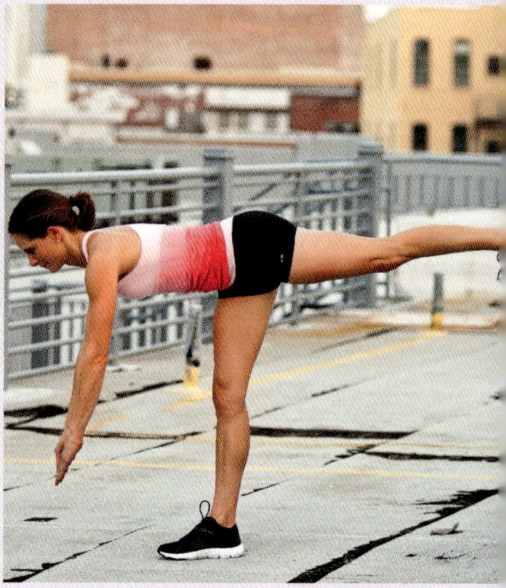

Sie stehen aufrecht auf dem rechten Bein, die Zehen zeigen geradeaus. Das linke Bein halten Sie gestreckt hinter dem Körper. Senken Sie nun den Oberkörper ab und führen Sie beide Hände nach unten. Behalten Sie dabei ein leichtes Hohlkreuz bei und achten Sie darauf, dass sich beide Schultern stets auf einer Höhe befinden. Im gleichen Zug heben Sie das linke Bein gestreckt hinter den Körper, bis Sie eine gerade Linie von der linken Ferse bis zum Kopf bilden. Das Standbein und der restliche Körper bilden ein »T«. Die Knie bleiben während der ganzen Übung nur leicht gebeugt und werden niemals komplett durchgestreckt.

Führen Sie die Bewegung vom hinteren Bein aus an und lassen Sie den Oberkörper folgen. Drehen Sie die Zehen des angehobenen Beins in der Endposition nicht auswärts. Gehen Sie dann langsam und kontrolliert in die Ausgangsposition zurück.

Wollen Sie einen Gang runterschalten? Wenn Sie noch nicht über ausreichend Beweglichkeit verfügen, um in der Endposition ein »T« zu bilden, führen Sie die Übung anfangs mit etwas geringerem Bewegungsumfang aus. Gehen Sie nur so weit, wie Sie ein leichtes Hohlkreuz beibehalten können. Zwischen den Wiederholungen können Sie das passive Bein auch einen Moment absetzen, um Ihre Stabilität wiederzuerlangen.

20 EINBEINIGES KREUZHEBEN MIT 1 SEKUNDE PAUSE

Sobald Ihr Körper ein »T« bildet und Sie eine leichte Spannung in der Oberschenkelrückseite des Standbeins verspüren, halten Sie 1 Sekunde lang inne.

21 EINBEINIGES KREUZHEBEN MIT 2 SEKUNDEN PAUSE

Sobald Ihr Körper ein »T« bildet und Sie eine leichte Spannung in der Oberschenkelrückseite des Standbeins verspüren, halten Sie 2 Sekunden lang inne.

22 EINBEINIGER WARRIOR

Diese Übung unterscheidet sich von Übung 19 nur dadurch, dass Sie Ihre Arme jetzt in Verlängerung des Körpers nach oben ausstrecken. Die Handflächen zeigen zueinander, die Oberarme halten Sie dicht an den Ohren. Ziehen Sie die Schultern nicht nach oben, sondern halten Sie sie tief.

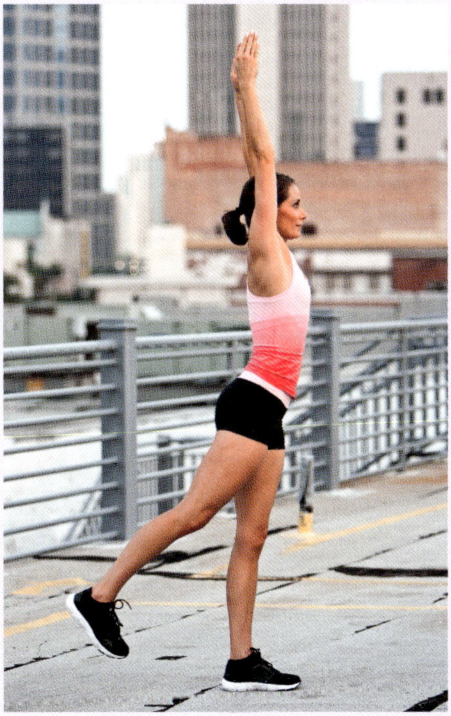

Wollen Sie einen Gang runterschalten? Setzen Sie das passive Bein zwischen den Wiederholungen einen Moment ab, um Ihre Stabilität wiederzuerlangen.

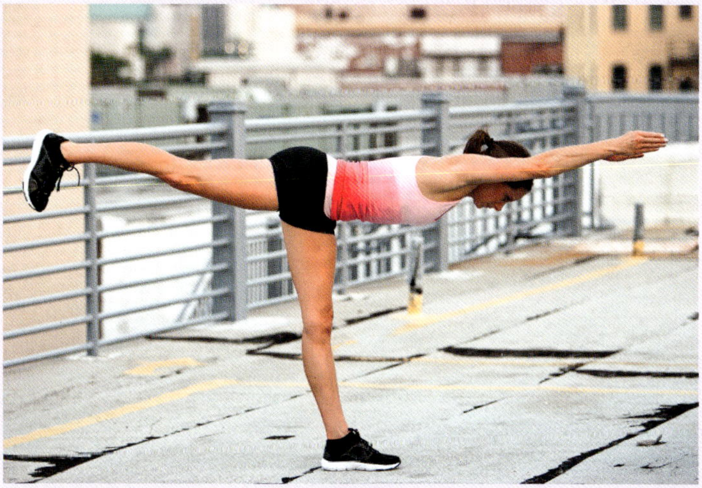

23 EINBEINIGER WARRIOR MIT 1 SEKUNDE PAUSE

Sobald Ihr Körper ein »T« bildet und Sie eine leichte Spannung in der Oberschenkelrückseite des Standbeins verspüren, halten Sie 1 Sekunde lang inne.

24 EINBEINIGER WARRIOR MIT 2 SEKUNDEN PAUSE

Sobald Ihr Körper ein »T« bildet und Sie eine leichte Spannung in der Oberschenkelrückseite des Standbeins verspüren, halten Sie 2 Sekunden lang inne.

25 EINBEINIGER WARRIOR MIT ARMEN ÜBER KOPF

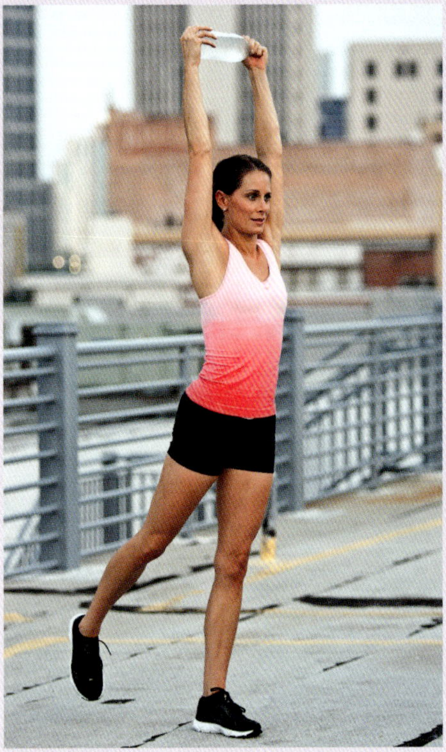

Sie stehen aufrecht auf dem linken Bein, die Zehen zeigen geradeaus. Das andere Bein halten Sie gestreckt hinter dem Körper. Die Arme sind über dem Kopf gestreckt, in den Händen halten Sie einen leichten Gegenstand wie ein Telefonbuch, einen Rucksack oder eine Wasserflasche. Die Handflächen zeigen zueinander.

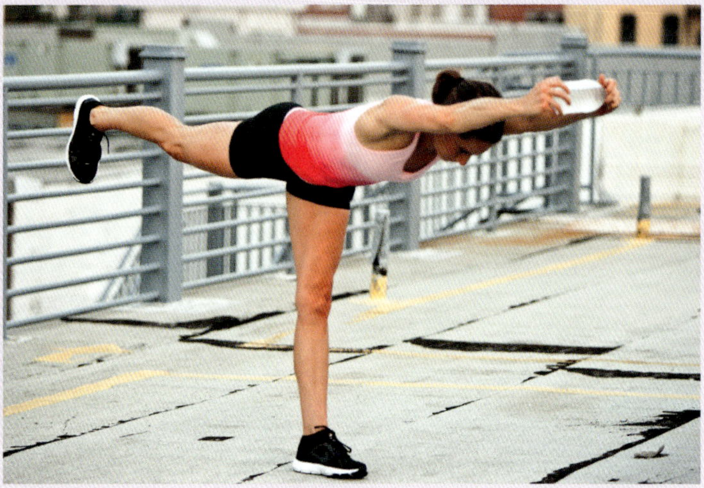

Senken Sie nun den Oberkörper ab und führen Sie beide Hände nach unten. Behalten Sie dabei ein leichtes Hohlkreuz bei und achten Sie darauf, dass sich beide Schultern stets auf einer Höhe befinden. Im gleichen Zug heben Sie das rechte Bein gestreckt hinter den Körper. In der Endposition bilden die Ferse des rechten Beins, Gesäß, Schultern und Arme eine gerade Linie: Das Standbein und der restliche Körper bilden ein »T«.

Führen Sie die Bewegung vom hinteren Bein aus an und lassen Sie den Oberkörper folgen. Gehen Sie dann langsam und kontrolliert in die Ausgangsposition zurück.

Wollen Sie einen Gang runterschalten? Benutzen Sie einen leichteren Gegenstand.

Wollen Sie einen Gang zulegen? Sie können später auch schwerere Gegenstände einsetzen oder kurze Pausen in die Bewegung einbauen. Erhöhen Sie das Gewicht aber nur in kleinen Schritten von 0,5 bis 1 kg. Natürlich können Sie auch die Wiederholungszahl erhöhen.

HOOYA! Dies ist eine extrem anspruchsvolle Übung, die auf sehr effektive Weise Kraft, Flexibilität und Balance trainiert. Wer diese Bewegung mit einem über Kopf gehaltenen Gegenstand beherrscht, besitzt exzellente Stabilität und Flexibilität, verbunden mit großer Kraft in der hinteren Streckerkette. Damit sind Sie für fast jede Herausforderung auf dieser Welt gewappnet!

TEIL 3

DAS ERNÄHRUNGSPROGRAMM

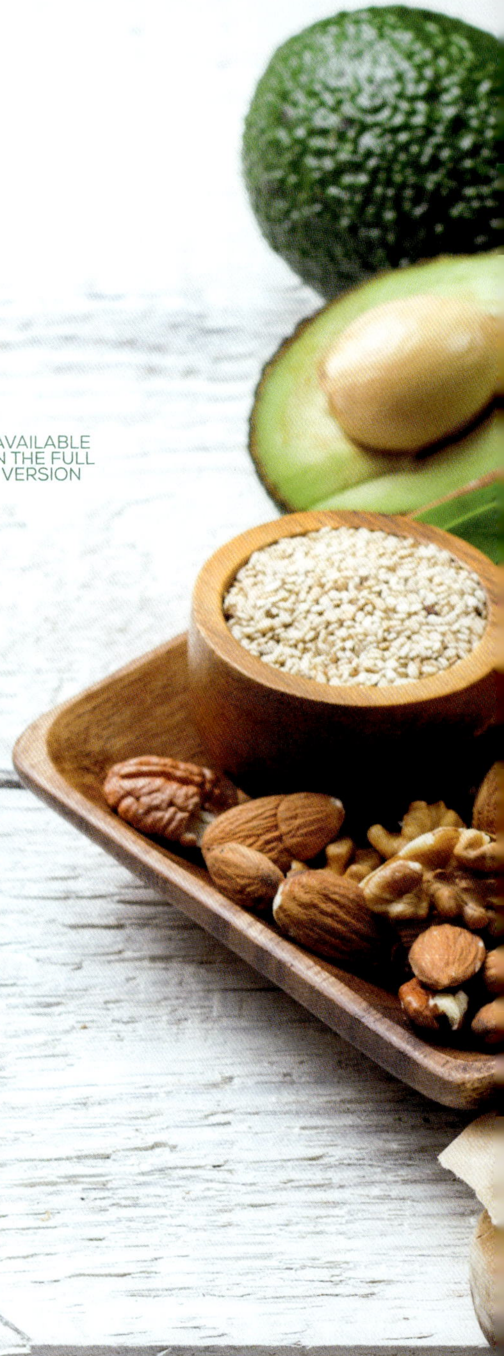

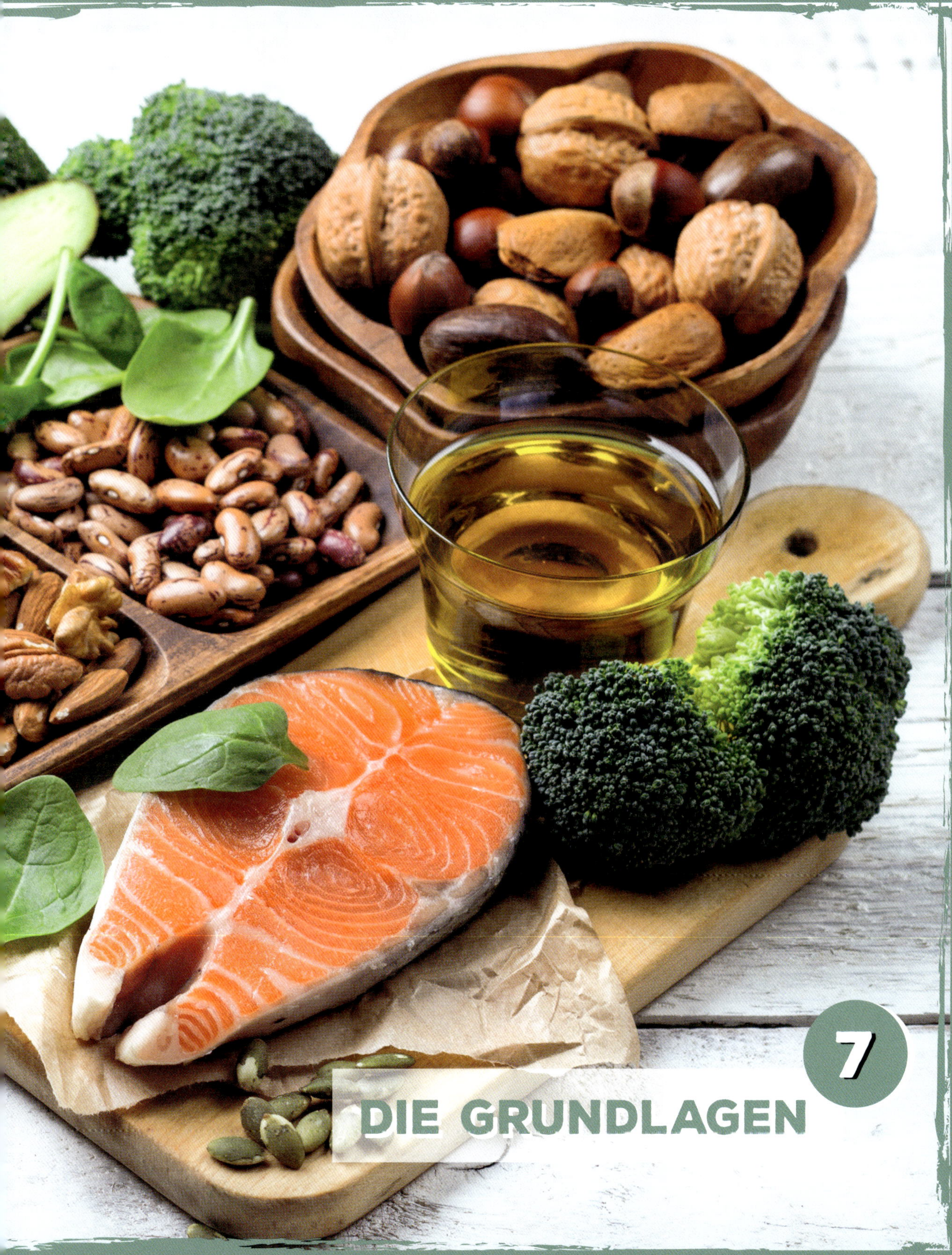

7 DIE GRUNDLAGEN

Egal, welche Ziele Sie verfolgen, eine gesunde Ernährung bringt in allen Lebensbereichen große Vorteile: Sie gibt Ihnen mehr Energie für Ihre alltäglichen Aufgaben, hebt Ihre Stimmung und verbessert die Körperzusammensetzung.

Dabei ist es gar nicht schwer, sich gesund zu ernähren. Ich werde Ihnen hier keine komplizierten Tabellen zumuten oder verschiedene Nahrungsmittel auflisten, von denen Sie nachher nicht wissen, wie Sie sie zu Mahlzeiten zusammenstellen sollen. Auch stelle ich Ihnen keine ausgeklügelten Gerichte vor, die nur ein Chefkoch zubereiten kann.

In diesem Kapitel lernen Sie die Grundlagen der Ernährung. In Zukunft können Sie sich dann auf dieses Wissen verlassen, wenn Sie entscheiden müssen, was Sie essen wollen. Später nenne ich zwar noch einige Beispiele für mögliche Mahlzeiten, doch diese haben nur den Zweck, Ihnen das Konzept der gesunden Ernährung zu verdeutlichen und Sie auf den richtigen Weg zu leiten. Sobald Sie dieses einfache Konzept verstanden haben, können Sie losziehen und sich Ihre Mahlzeiten schnell und einfach selbst zusammenstellen.

Auf einen Blick

Dies sind die vier zentralen Punkte zum Thema Ernährung:

1. Wenn möglich sollten alle Nahrungsmittel, die Sie verwenden, nur aus einer einzigen Zutat bestehen. Die einzige Ausnahme sind Gewürze, falls Sie welche verwenden.

2. Die Kalorienzahl pro Mahlzeit sollte möglichst ausgeglichen auf Kohlenhydrate, Eiweiße und Fette verteilt sein.

3. Essen Sie ungefähr alle drei Stunden. Das ergibt fünf kleine Mahlzeiten pro Tag.

4. Auf meiner Webseite www.fitohnegeraete.de finden Sie ein Tool, mit dem Sie genau berechnen können, wie viele Kalorien Sie pro Mahlzeit zu sich nehmen sollten. Diese Zahl hängt ganz von Ihrem persönlichen Ziel ab: Wollen Sie Körperfett abbauen und wenn ja, wie viel? Wollen Sie Ihr Gewicht halten oder vielleicht sogar zunehmen?

Das war es eigentlich schon.

Nun müssen Sie nur noch einiges über die Grundnahrungsmittel erfahren und verstehen, was diese im Körper bewirken.

Vergrößern Sie Ihr Wissen, nicht Ihre Taille

Millionen von Jahren haben unsere Vorfahren sich von nur sieben verschiedenen Nahrungsmittelarten ernährt: von Gemüse, Obst, Nüssen, Samen, Fleisch, Eiern und Fisch. Die Frauen sammelten Nüsse, Samen, Obst und Gemüse, während die Männer auf die Jagd gingen und Fleisch und Fisch nach Hause brachten. In Kombination bildeten diese Nahrungsmittel eine vollwertige, gesunde Ernährung. Da die jeweilige Menge der einzelnen Bestandteile von Jahreszeit, Klima und Ort abhing, war das Verhältnis folglich nicht immer ausgewogen. Doch unsere Vorfahren hatten schlicht keine anderen Lebensmittel zur

Verfügung. Über Jahrmillionen aßen sie nichts anderes und der menschliche Körper hat sich diesen Essgewohnheiten angepasst.

Erst vor etwa 10 000 Jahren begannen die Menschen dann mit dem Anbau von Pflanzen und der Tierzucht. Infolgedessen waren nun große Mengen an Brot, Kartoffeln, Reis, Nudeln und Milchprodukten verfügbar. Tatsächlich ist die durchschnittliche Lebenserwartung seit dieser Zeit erheblich gestiegen, doch dies ist nicht auf diese neuen Lebensmittel zurückzuführen, sondern darauf, dass der Mensch nun nicht mehr ständig auf Nahrungssuche war und mit Hunger, Durst und wilden Tieren zu kämpfen hatte. Er wohnte nun in festen Behausungen und konnte sich besser gegen Krankheiten schützen. Die neuen Nahrungsquellen sind eigentlich überflüssige Sattmacher. Lassen Sie sich nicht länger von Ernährungskonzepten und -empfehlungen verwirren, sondern stellen Sie sich, wenn Sie im Laden vor dem Regal stehen, nur eine einzige Frage: Haben unsere Vorfahren dieses Nahrungsmittel schon verspeist, bevor sie vor Millionen Jahren mit dem Ackerbau und der Tierzucht begannen?

Um diese einfache Philosophie besser zu verstehen und sie auf Ihre Situation zu übertragen, gebe ich Ihnen eine kleine Einführung in die wichtigsten Begriffe der Ernährung:

Makronährstoffe

Proteine, Fette und Kohlenhydrate sind Makronährstoffe. Eine gesunde Ernährung sollte alle drei Nährstofftypen zu gleichen Teilen enthalten. Wenn Sie versuchen, komplett auf einen dieser drei Grundbausteine zu verzichten, wie dies leider bei vielen populären Diäten der Fall ist, dann ist Ihre Ernährung nicht gesund und ausgewogen. Sie werden sich schlapp und unzufrieden fühlen.

Mikronährstoffe

Mikronährstoffe wie Vitamine und Mineralien kommen zwar nur in sehr kleinen Mengen in der Nahrung vor, sind aber sehr wichtig für Ihre Gesundheit. Eine Unausgewogenheit im Vitamin- oder Mineralstoffhaushalt führt zu einem Rückgang der körperlichen Leistungsfähigkeit, zu Krankheiten und schlimmstenfalls sogar zum Tod. Leider ist die Ernährung der westlichen Gesellschaft zwar kalorienreich, aber gleichzeitig arm an Mikronährstoffen, da ein Großteil der Kalorien heutzutage nicht mehr aus natürlichen Quellen stammt.

Da Vitamine und Mineralien aus Gemüse wie Sprossen, Zucchini, Brokkoli, Bohnen, Karotten oder Spinat extrem wichtig sind, sollten Sie diese täglich mit der Nahrung aufnehmen.

Kalorien

Die Ernährung ist unsere Energiequelle und die Kalorie ist eine Maßeinheit für Energie. Welches Nahrungsmittel wie viel Energie liefert, wird in Kalorien gemessen. Für Ihre Leistungsfähigkeit und Ihre Körperzusammensetzung ist sowohl die Kalorienzahl als auch die Quelle entscheidend, der die Kalorien entstammen.

Fette

Fette haben neun Kalorien pro Gramm und sind damit im Vergleich zu Kohlenhydraten und Eiweißen mit nur vier Kalorien pro Gramm, relativ kalorienreich. Das macht sie aber noch lange nicht ungesund. Ganz im Gegenteil sind Fette sogar extrem wichtig für die Gesundheit. Im Übrigen wird Fett aus Nahrungsmitteln nicht, wie viele denken, automatisch in Körperfett umgewandelt.

Zu den positiven Eigenschaften von Fetten gehören unter anderem: Sie sind ein Geschmacksträger und verbessern damit den Geschmack von Lebensmitteln, sie sorgen für ein anhaltendes Sättigungsgefühl, verlangsamen die Aufnahme von Kohlenhydraten, sind eine gute Energiequelle, verbessern die Gehirnfunktion, regulieren den Hormonhaushalt und wirken entzündungshemmend. Fette, in angemessener Menge aufgenommen, können sogar Herz-Kreislauf-Krankheiten entgegenwirken und das Krebsrisiko senken.

Wer eine fettarme Diät macht, ist ständig hungrig und fühlt sich leer und schlapp. Ein bisschen Fett in der Mahlzeit erhöht das Sättigungsgefühl, sodass an anderer Stelle viel leichter Kalorien eingespart werden können.

Gesättigte und ungesättigte Fette

Wir unterscheiden gesättigte und ungesättigte Fettsäuren. Gesättigte Fette stammen hauptsächlich von Tierprodukten und Nahrungsmitteln, die gehärtete Fette enthalten. Ungesättigt sind pflanzliche Fette aus Nüssen, Samen, Avocados, Oliven, Leinsamen oder Fisch.

Ein Drittel unserer Kalorien sollte von Fetten kommen, und zwar hauptsächlich von pflanzlichen, ungesättigten Fettsäuren. Eine Hand-

HOOYA!

Fett gegen Fett

Vielleicht denken Sie jetzt: »Ich habe aber schon mal eine fettarme Diät gemacht, bei der ich in der Tat abgenommen habe.« Das mag sein, aber Sie haben nicht deshalb abgenommen, weil Sie Ihre Fettzufuhr eingeschränkt haben, sondern weil Sie insgesamt weniger Kalorien aufgenommen haben. Sie hätten genauso viel Gewicht verloren, wenn Sie die eingesparten Kalorien gleichmäßig auf die drei Makronährstoffe Kohlenhydrate, Eiweiße und Fette verteilt hätten. Mit dieser Vorgehensweise hätten Sie Heißhungerattacken vermeiden können, was dazu geführt hätte, dass Sie das reduzierte Gewicht langfristig hätten halten können. Fettarme Diäten dagegen sind schwer durchzuhalten und der Erfolg hält meist nicht lang an. Es ist viel leichter, eine negative Kalorienbilanz aufrechtzuerhalten, wenn jede Mahlzeit ein bisschen Fett enthält. Es ist nämlich nicht das Fett in den Nahrungsmitteln, das sich in Körperfett umwandelt, sondern der Überschuss an Kalorien. Nur wenn Sie insgesamt zu viele Kalorien aufnehmen, setzen Sie Fett an.

voll Nüsse, eine halbe Avocado, ein Esslöffel Leinsamen- oder Olivenöl – vielleicht in Ihren Eiweißshake hineingerührt – oder ein großes Stück Fisch sollten daher täglich auf Ihrem Speiseplan stehen.

Gesättigte Fette sollten Sie nicht gezielt zu sich nehmen. Sie sind in Proteinquellen wie Fleisch, Eiern und Milchprodukten bereits reichlich enthalten. Ein Mehr an gesättigten Fetten wäre nicht gesund. Vermeiden Sie also eine weitere Aufnahme durch Pommes frites, Butter, Chips, Fastfood oder Fertiggerichte.

Proteine

Proteine setzen sich aus Aminosäuren zusammen. Diese werden benötigt, um alle Körperzellen, darunter auch Muskelzellen, aufzubauen und zu reparieren. Daher ist eine regelmäßige, ausreichende Proteinzufuhr auch wichtig, um Muskulatur zu erhalten beziehungsweise aufzubauen. Proteine sorgen außerdem für ein besseres Sättigungsgefühl als Kohlenhydrate oder Fette, was eine besonders große Rolle spielt, wenn Sie versuchen, Kalorien einzusparen. Wenn Sie also das nächste Mal eine Heißhungerattacke bekommen und Ihr Körper nach Kohlenhydraten verlangt, versuchen Sie es doch stattdessen einmal mit einem eiweißreichen Snack. Glauben Sie mir, der »Hunger« wird vergehen.

Proteinquellen sind: Geflügel, Fleisch, Fisch, Milchprodukte, Sojaprodukte wie Tofu und Eier. Proteine haben ebenso wie Kohlenhydrate vier Kalorien pro Gramm. Vergessen Sie nicht: Ihre tägliche Ernährung sollte zu gleichen Anteilen aus Kohlenhydraten, Eiweißen und Fetten bestehen.

Kohlenhydrate

Jedes Gramm Kohlenhydrate hat vier Kalorien. Alle Kohlenhydrate setzen sich aus Zuckerbausteinen zusammen. Sie sind eine wichtige Energiequelle und sind unter anderem in Obst und Gemüse, Nudeln, Brot, Reis, Müsli und natürlich in Zucker und Honig enthalten. Bei den Kohlenhydraten kommt es darauf an, die richtigen auszuwählen. Hierzu müssen Sie noch einen weiteren Begriff kennen, den glykämischen Index.

Der glykämische Index

Bevor Kohlenhydrate in den Blutkreislauf übergehen, müssen sie in ihren Grundbaustein, den Einfachzucker (Glukose), zerlegt werden. Wie lange es dauert, bis die Kohlenhydrate ins Blut übergehen, hängt von ihrem Aufbau ab. Je länger die Kohlenhydratkette ist, desto mehr Energie wird benötigt, um die Kette in Glukose zu zerlegen. Wenn Kohlenhydrate resorbiert werden, kommt es zu einer Freisetzung des Hormons Insulin. Dieses Hormon ist verantwortlich für die Regulierung des Blutzuckerspiegels. Wenn wir kurzkettige Kohlenhydrate, etwa aus Weißbrot oder Fruchtsaft, aufnehmen, gehen diese relativ schnell ins Blut über, weil die Zerlegung nicht lange dauert. Gleichzeitig kommt es zu einem steilen Anstieg des Insulinspiegels. Auf diesen aber folgt ein ebenso schneller und steiler Abfall des Insulinspiegels, was uns müde macht und für ein neuerliches Hungergefühl sorgt.

Überschüssige Kohlenhydrate werden bei hohem Insulinspiegel in Fett umgewandelt, was wiederum zu einer Gewichtszunahme führt. Der Konsum von kurzkettigen Kohlenhydraten ist eine der Hauptursachen für Adipositas.

Um die richtigen Kohlenhydrate auszuwählen, können Sie den glykämischen Index zu Hilfe nehmen. Dieser gibt die Geschwindigkeit an, mit der Kohlenhydrate in ihre Grundbausteine zerlegt werden und in den Blutkreislauf übergehen. Kohlenhydrate mit einem niedrigen glykämischen Index werden langsam verstoffwechselt, Kohlenhydrate mit einem hohen glykämischen Index dagegen schnell. Fast alle rohen Gemüse und Früchte mit hohem Ballaststoffgehalt wie Äpfel oder Birnen haben einen deutlich niedrigeren glykämischen Index als Getreideprodukte wie Brot, Nudeln oder Reis. Diese natürlichen Produkte sollten daher immer den Vorzug haben: Sie gehen langsam in den Blutkreislauf über, haben weniger Kalorien, sind aber gleichzeitig reich an Ballaststoffen, Mikronährstoffen und Wasser.

HOOYA!

Die Mahlzeit nach dem Training

Nach dem Training haben Sie ein kleines Zeitfenster von etwa 45 Minuten, in dem Ihr Körper Nährstoffe, die er jetzt dringend braucht, besonders gut aufnehmen kann. Ihre Muskulatur muss nun zerstörte Zellen neu aufbauen. Außerdem müssen Ihre durch das Training entleerten Kohlenhydratspeicher wieder aufgefüllt werden.

Wenn Sie also in den ersten 45 Minuten nach Trainingsende eine Mischung aus Proteinen und Kohlenhydraten zu sich nehmen, geben Sie dem Körper schnell, was er braucht, um mit dem Zellaufbau zu beginnen. Ich empfehle Ihnen einen Eiweißshake mit etwas Maltodextrin.

Dies ist übrigens die einzige Mahlzeit, die nur aus Eiweiß und Kohlenhydraten bestehen sollte, und zwar gewollt aus kurzkettigen Kohlenhydraten mit hohem glykämischen Index, da diese schneller für den Körper verfügbar sind. Fette würden jetzt die Kohlenhydrataufnahme behindern und dadurch Regeneration und Muskelaufbau beeinträchtigen. Also: Verpassen Sie nicht Ihr kleines Zeitfenster nach dem Training. Eine kleine Mahlzeit, bestehend aus schnell verfügbaren Kohlenhydraten und Eiweiß, stimuliert den Muskelaufbau.

Und hier noch eine Warnung: Wenn Sie anfangen, regelmäßig zu trainieren, werden Stoffwechsel und Appetit angeregt. Stellen Sie sicher, dass Sie keine leeren Kalorien aufnehmen, sondern dem Körper geben, was er braucht. Proteinshakes sind hierzu bestens geeignet.

Industriell verarbeitete Lebensmittel dagegen, die Sie in hübschen, bunten Verpackungen im Regal finden, enthalten meist kurzkettige Zucker, die schnell verstoffwechselt werden, und weisen außerdem eine hohe Kaloriendichte bei gleichzeitig niedrigem Nährwert auf. Wer abnehmen will, sollte komplett auf industriell verarbeitete Lebensmittel verzichten und stattdessen rohes Gemüse und Obst mit niedrigem glykämischen Index essen.

Grundsätzlich sollten Sie, wenn Sie nicht zunehmen möchten, stets Lebensmittel mit einem glykämischen Index unter 55 wählen. Das gilt sowohl für Obst und Gemüse als auch für andere kohlenhydrathaltige Produkte. Wenn Sie hin und wieder doch mal zu einem Lebensmittel greifen, das einen höheren glykämischen Index aufweist, dann sollte dieses Teil einer ausgewogenen Mahlzeit sein, die neben Eiweiß und Fett auch rohes Obst oder Gemüse enthält. Gleichzeitig sollten Sie auf die Gesamtkalorienmenge achten, die Sie mit dieser Mahlzeit aufnehmen.

Wasser

Wasser ist wohl der wichtigste Nahrungsmittelbaustein überhaupt. Hierzu einige Zahlen: Das Gehirn besteht zu 90 Prozent aus Wasser, Blut zu 83 Prozent, die Muskulatur zu 75 Prozent und sogar die Knochen haben einen 22-prozentigen Wassergehalt. Wasser wird also in jedem System unseres Körpers benötigt. Wer genügend

HOOYA!

Trübe Gewässer

Die traurige Wahrheit ist, dass fast alle Getränke außer Wasser Mist sind. Da gibt es nur ganz wenige Ausnahmen wie fettarme Milch, Proteinshakes und Kräutertees. Natürlich können Sie von Zeit zu Zeit mal ein Glas Wein oder Bier trinken, auch Kaffee ist okay. Aber für den Rest des Tages – jedes Tages – sollten Sie nichts als Wasser trinken.

Limonaden und Fruchtsaftgetränke bestehen aus hochglykämischen, leeren Kalorien und führen zu noch mehr Heißhunger auf Zucker. Während ein Apfel eine wertvolle Quelle von Ballaststoffen, Wasser und Vitaminen ist, ist ein Apfelsaftgetränk nichts weiter als ein künstlich geschmacksverstärktes Zuckerwasser.

Eine Dose Limonade enthält etwa 35 g Zucker. Das entspricht 140 nutzlosen Kalorien, die Sie müde machen und einen Heißhunger auf noch mehr Zucker hervorrufen. Wer täglich eine Dose Limonade (oder einen anderen Softdrink) trinkt, nimmt pro Jahr 51100 Kalorien auf. Das entspricht 6,5 kg Fett. Das führt nicht nur zu Übergewicht, sondern erhöht auch das Risiko, einer Herzerkrankung oder Diabetes zum Opfer zu fallen. Also: Trinken Sie Wasser. Ihr Körper wird es Ihnen danken.

Wasser zu sich nimmt, unterstützt die Gehirn-, Leber- und Nierenfunktion, die Entschlackung, den Stoffwechsel, die Gelenkschmierung und die Nährstoffaufnahme. Auf der anderen Seite führt unzureichende Flüssigkeitsaufnahme zu Müdigkeit, Verstopfung, Kopfschmerzen, trockener Haut, Muskelkrämpfen, unregelmäßigem Blutdruck und Heißhungerattacken.

Frauen sollten, abhängig von ihrer Körpergröße, der sportlichen Aktivität, der Umgebung und ihrem allgemeinen Gesundheitszustand, täglich mindestens zwei Liter Wasser trinken.

Natürlich muss eine 70 kg schwere Sportlerin, die in einem warmen Land wohnt, deutlich mehr trinken als eine eher 40 kg leichte Anwältin in einer kühleren Gegend.

Sie sollten sich von der Farbe Ihres Urins leiten lassen – dieser sollte fast farblos sein –, nicht von Ihrem Durstgefühl. Wenn Durst aufkommt, ist es nämlich bereits zu spät. Führen Sie daher stets eine Flasche Wasser mit sich. Es muss kein Mineralwasser sein, eventuell gefiltertes Leitungswasser tut es auch. Es ist besser, regelmäßig kleine Mengen Wasser zu trinken als auf einen Schlag mehrere Gläser.

Der Grundumsatz

Der Grundumsatz ist die Anzahl an Kalorien, die der Körper in totaler Ruhe verbraucht, um alle Körperfunktionen aufrechtzuerhalten. Etwa 65 Prozent der gesamten Kalorienaufnahme entfallen auf den Grundumsatz. Die verbleibenden 35 Prozent werden für alle körperlichen Aktivitäten benutzt.

Wie hoch unser Grundumsatz ist, hängt von mehreren Faktoren ab. Genetische Disposition spielt eine Rolle, andere Faktoren aber können wir beeinflussen. Die wichtigste Rolle spielt die magere Muskelmasse. Etwa 80 Prozent des Grundumsatzes wird benötigt, um die Muskelmasse zu versorgen, und je mehr Sie davon haben, desto mehr Kalorien verbrennen Sie. Die Magermasse kann erhöht werden, indem Muskulatur aufgebaut wird. Ab dem 30. Lebensjahr geht der Grundumsatz alle zehn Jahre um etwa 5 Prozent zurück, was durch den Verlust von Muskulatur bedingt ist. Wenn wir uns aber gesund und vollwertig ernähren und gleichzeitig Muskulatur aufbauen, kann die Magermasse auch in höherem Alter erhalten werden. Dabei reichen einige Monate regelmäßiges sportliches Training bereits aus, um die biologische Uhr um 10 bis 20 Jahre zurückzudrehen und den Grundumsatz auf das frühere Niveau anzuheben.

Nach einem intensiven Training arbeitet der Stoffwechsel bis zu 36 Stunden lang auf Hochtouren und verbrennt vermehrt Kalorien. Das ist der Hauptgrund, warum Krafttraining und intensives Intervalltraining so effizient sind, wenn es um Gewichtsreduktion geht. Lockeres Ausdauertraining dagegen hat keinen solchen Nachbrenneffekt auf den Stoffwechsel, da der Belastungsreiz hier zu gering ist.

Wer Muskeln aufbauen oder erhalten will, muss Krafttraining beziehungsweise intensives Intervalltraining machen und regelmäßig kleine Mahlzeiten zu sich nehmen. Dadurch werden die Stoffwechseltätigkeit und der Grundumsatz nachhaltig erhöht.

HOOYA!

Werfen Sie regelmäßig Holz ins Feuer

Sie müssen Ihren Stoffwechsel fortlaufend mit wichtigen Nährstoffen versorgen. Wenn Sie nämlich längere Zeit versuchen, ohne Mahlzeit auszukommen, stellt sich der Stoffwechsel auf Hungerzustand ein und fährt seine Tätigkeit herunter beziehungsweise verbrennt mühsam aufgebautes Muskelgewebe. Wenn Sie Muskelgewebe aufbauen und Körperfett abbauen wollen, muss Ihr Stoffwechsel kontinuierlich auf Hochtouren arbeiten. Dies erreichen Sie, indem Sie fünf kleine Mahlzeiten gleichmäßig auf den Tag verteilt zu sich nehmen und niemals hungern.

Keine leeren Kalorien mehr!

Mit alten Essgewohnheiten zu brechen, kann sehr schwierig sein, insbesondere wenn Sie stark übergewichtig sind. Sie müssen aufhören, wie ein hungriges Raubtier über das Essen herzufallen, und ein ganz neues Bewusstsein für Lebensmittel und Ihre Nahrungsaufnahme entwickeln.

Viel zu oft essen wir nicht, was unser Körper wirklich braucht, sondern stattdessen kalorienreiche, industriell verarbeitete Lebensmittel, die uns dick machen, aber den Nährstoffmangel nicht beheben, der den Heißhunger ausgelöst hat. So gelangen wir schnell in einen Teufelskreis.

Wenn Sie ausgewogene Mahlzeiten zu sich nehmen, die alle drei Makronährstoffe und immer etwas rohes Gemüse enthalten, werden Sie nicht unter nährstoffmangelbedingten Hungerattacken leiden. Es ist erstaunlich, wie wenig Kalorien wir benötigen, wenn wir unserem Körper bei jeder Mahlzeit genau das geben, was er braucht! Sie werden den Unterschied bemerken.

Vermeiden Sie Frustessen!

Viele Menschen suchen, wenn sie Probleme haben, zeitweilig Trost im Essen. Wenn Sie aus Frust essen, haben Sie am Ende aber eher ein Problem mehr, denn Sie bereuen Ihr Verhalten, nehmen zu, fühlen sich unwohl und Ihr Selbstwertgefühl sinkt. Versuchen Sie daher, Ihre emotionalen Probleme von Ihren Essgewohnheiten zu trennen. Finden Sie andere Wege des Trostes: Gehen Sie aus, treffen Sie sich mit Freunden, trainieren Sie. Und wenn Sie das Gefühl haben, unbedingt etwas essen zu müssen, dann schneiden Sie sich Gemüsestreifen zurecht und essen Sie diese. Es wäre doch zu schade, wenn Sie all Ihr hartes Training zunichtemachen würden, nur weil Sie sich gerade in einer schwierigen Phase befinden.

Hungern ist tabu!

Viele Menschen versuchen abzunehmen, indem sie hungern. Das funktioniert nicht. Auch wenn Sie kurzfristig ein paar Pfunde abnehmen, handelt es sich dabei hauptsächlich um Wasser und Muskelmasse, und auch das haben

Sie bald wieder drauf, weil nämlich gleichzeitig Ihr Stoffwechsel zurückgegangen ist und Sie fortan noch weniger Kalorien verbrennen als zuvor. Ja, Sie müssen, wenn Sie abnehmen wollen, weniger Kalorien aufnehmen als Sie verbrennen. Das heißt aber nicht, dass Sie hungern sollen. Essen Sie nahrhafte Lebensmittel und Sie werden sehen, dass Sie sich den ganzen Tag über energiegeladen und zufrieden fühlen. Wenn der Körper stets alle Nährstoffe zur Verfügung hat, die er benötigt, kommen keine Schwächegefühle und auch keine Hungerattacken auf und am Ende des Tages benötigen Sie sogar weniger Kalorien.

Menschen, die vornehmlich leere Kalorien aufnehmen, sind ständig hungrig. Dabei zeigt der Hunger nur an, dass der Körper einen Nährstoffmangel hat. Hungrig sein ist nicht der richtige Weg zum Gewichtsverlust, denn in Wirklichkeit enthalten Sie dem Körper nur vor, was er dringend braucht, um den Stoffwechsel anzukurbeln: Nährstoffe.

Wer mehrere Jahre lang Schindluder mit seinem Körper getrieben hat, kann dies nicht in einem Monat wiedergutmachen. Wenn Sie extrem übergewichtig sind, kann das sogar ein Jahr dauern. Ich weiß, das klingt lang. Aber es wird passieren, Sie werden es schaffen – wenn Sie heute noch anfangen.

Sie müssen weder Ihr ganzes Leben umkrempeln, noch müssen Sie hungern. Investieren Sie nur ein Prozent Ihrer Zeit in hartes, aber motivierendes Training und kontrollieren Sie Ihr Essverhalten. Schon bald werden Sie sehen, dass Sie mehr Energie haben, sich weniger hungrig und zufriedener fühlen. Haben Sie Geduld mit sich. Der Erfolg kommt nicht über Nacht. Meine Workouts sind zwar kurz, aber wenn Sie übergewichtig sind, wird es dauern, bis Sie Ihr Ziel erreicht haben. Jede Wunderdiät, die behauptet, langfristiger Erfolg sei in kurzer Zeit zu erzielen, ist eine Lüge. Das ist die Wahrheit.

HOOYA! Haben Sie auch schon mal gehört, dass Sie abends nichts essen sollten, weil Kalorien, die vor dem Zubettgehen aufgenommen werden, direkt in Fett umgewandelt werden? Das ist falsch. Sie nehmen nicht deshalb ab, weil Sie abends nichts essen, sondern weil die Gesamtkalorienmenge reduziert ist. Solange Sie weniger Kalorien aufnehmen, als Sie verbrennen, nehmen Sie ab. Da spielt es keine Rolle, zu welcher Tageszeit Sie essen. In der Tat ist eine Abendmahlzeit notwendig, um dem Körper die Nährstoffe zu geben, die er braucht, um während der Nachtruhe die notwendigen Reparaturarbeiten durchzuführen. Eine angemessene Mahlzeit verbessert außerdem die Schlafqualität und fördert die Regeneration.

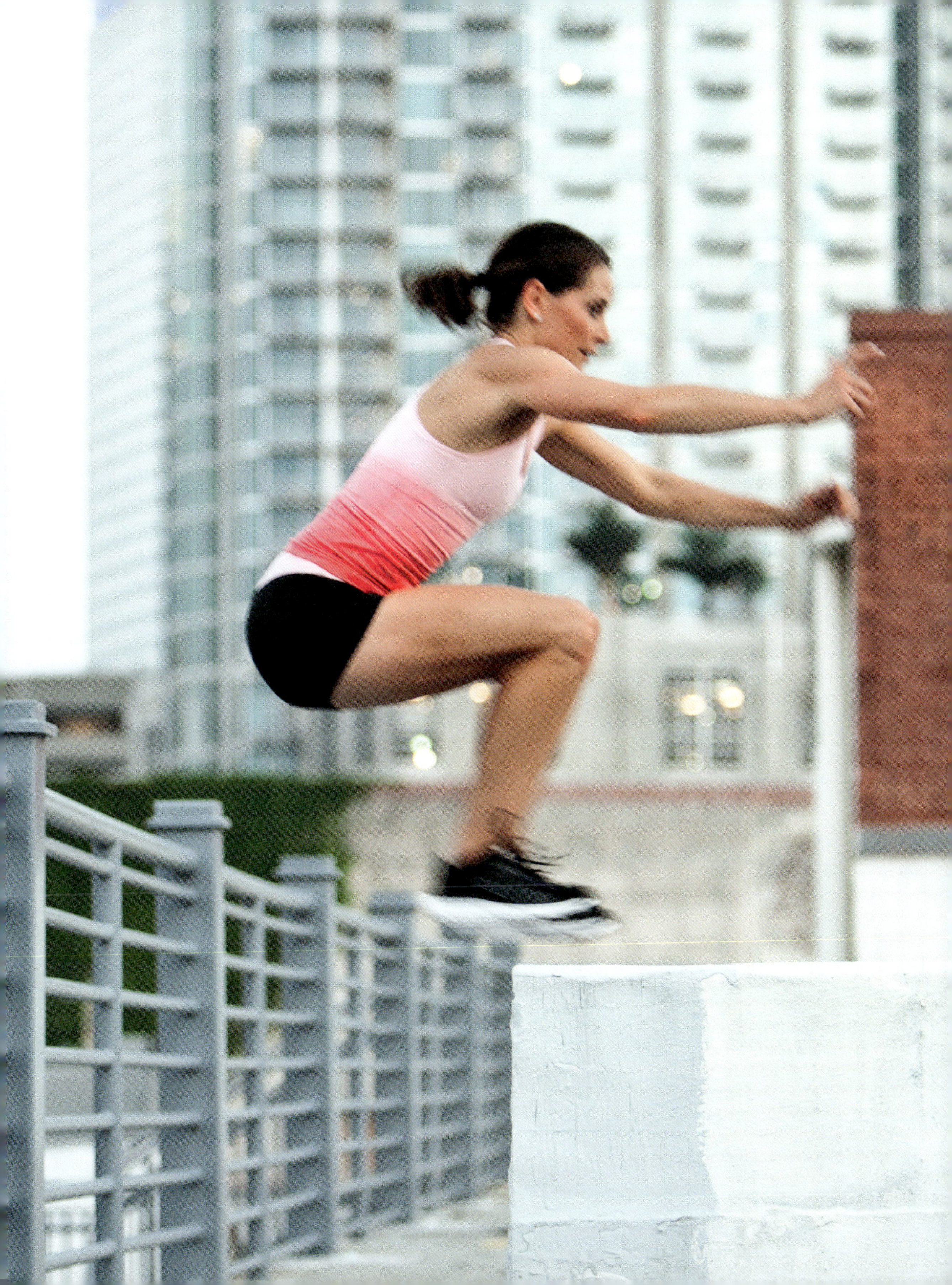

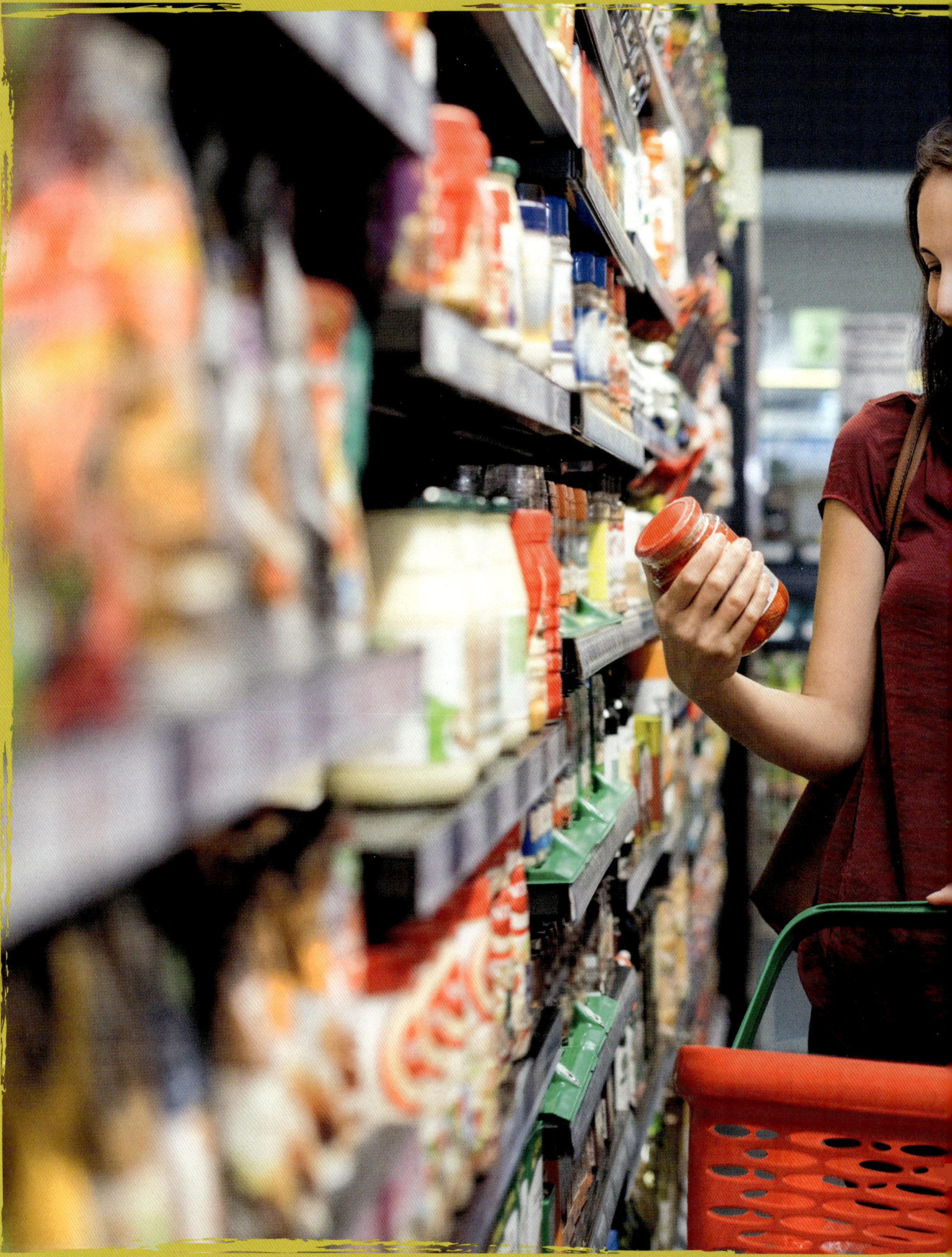

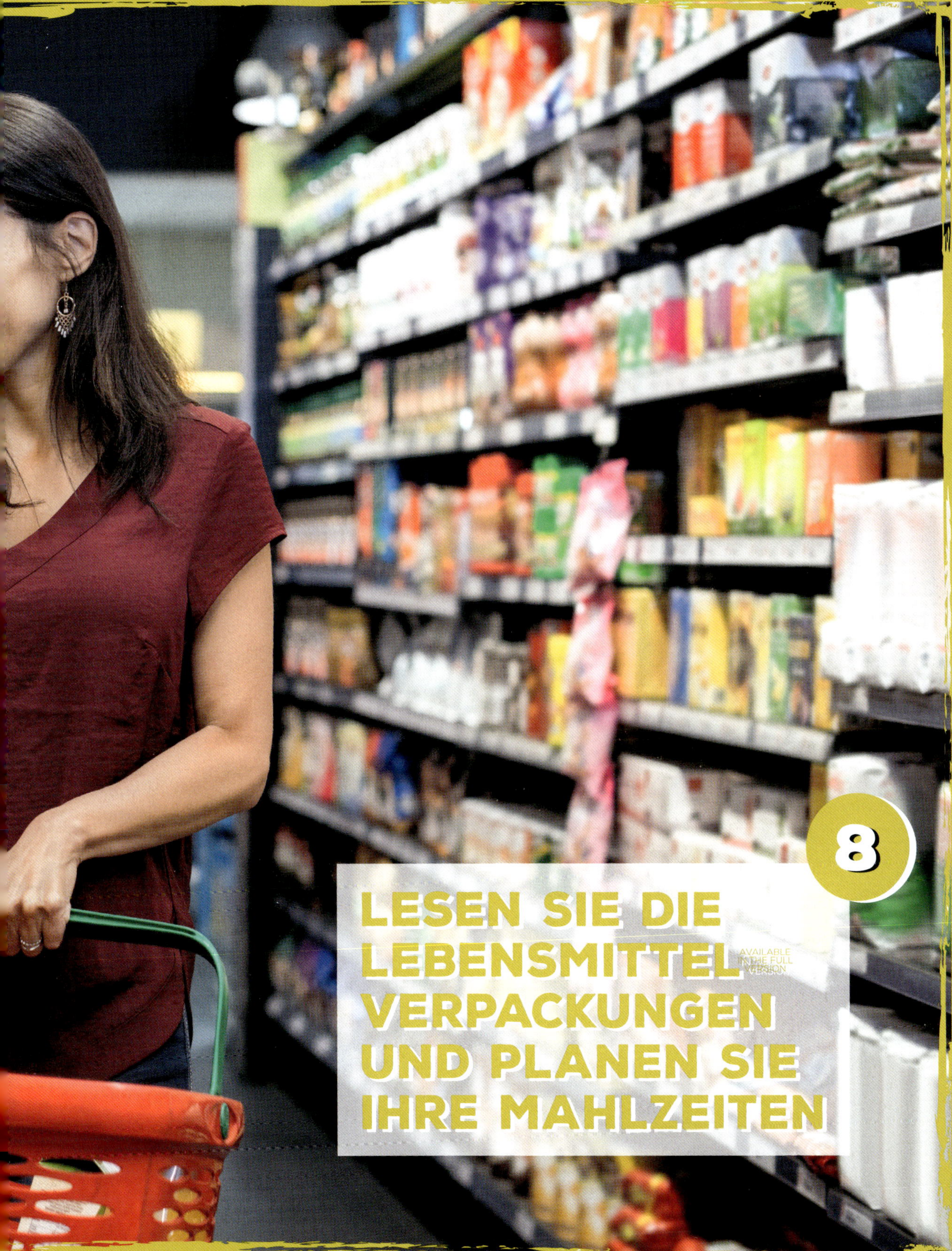

8

LESEN SIE DIE LEBENSMITTELVERPACKUNGEN UND PLANEN SIE IHRE MAHLZEITEN

Wenn Sie sich in Zukunft gesund und vollwertig ernähren wollen, sollten Sie anfangs die Inhaltsangaben auf Lebensmittelverpackungen lesen, um genau zu wissen, was Sie mit dem gewählten Lebensmittel zu sich nehmen. Das wird Ihnen helfen, Ihren Speiseplan ausgeglichen und abwechslungsreich zu gestalten.

Am Beispiel von Haferflocken – übrigens eine optimale Grundlage für das Frühstück – möchte ich Ihnen zeigen, wie Sie ein solches Etikett zu verstehen haben. Wenn möglich sollten alle Ihre Nahrungsmittel, genau wie die Haferflocken, nur einen einzigen Inhaltsstoff haben.

Nährwertangaben auf einer Packung Haferflocken		
Packungsgröße/ Gesamtgewicht	520 g	pro 100 g:
Energie		355 kcal / 1486 kJ
Fett		7,4 g
davon gesättigt		1,4 g
Kohlenhydrate		57,5 g
davon Zucker		1,2 g
Eiweiß		14,5 g
Ballaststoffe		8,7 g
Natrium		0,005 g

1. Wenn Sie sich die Nährwertangaben auf einer Packung anschauen, beginnen Sie beim Gesamtgewicht. Dieses ist ebenso wichtig wie die Kalorienangabe. Wenn Sie zum Beispiel einen Muffin kaufen, der insgesamt 250 g schwer ist, müssen Sie realistischerweise davon ausgehen, dass Sie den ganzen Muffin auf einmal essen werden. In diesem Fall müssen Sie alle weiteren Angaben mit 2,5 multiplizieren, da die enthaltenen Mengen von Inhaltsstoffen immer pro 100 Gramm angegeben werden. Bei Getränken werden meist 100 ml als Grundeinheit verwendet, aber niemand trinkt 100 ml. Die meisten Gläser fassen 250 bis 300 ml, Dosen sogar 330 ml. Die tatsächlich verzehrte Menge entscheidet schließlich darüber, wie viele Kalorien und Nährstoffe Sie in Wirklichkeit zu sich nehmen. Bei den Haferflocken wären 40 g eine vernünftige Portionsgröße.

2. Als Nächstes schauen Sie sich die Kalorienmenge an und wo genau die Kalorien herkommen. Beachten Sie insbesondere den Fettanteil, hier 7,4 g pro 100 g Haferflocken. Wann immer wir vollwertige Nahrungsmittel wählen – also Nahrungsmittel, die nur eine einzige Zutat haben –, sollten Transfette, Cholesterin und Natrium kaum ins Gewicht fallen.

Jetzt beachten Sie die Menge an Kohlenhydraten, hier 57,5 g. Zucker sollte entweder überhaupt nicht zugesetzt sein oder aus natürlichen Quellen stammen. Von Vorteil ist ein hoher Ballaststoffanteil, hier 8,7 g, was wiederum bei vollwertigen Nahrungsmitteln normal ist.

Als Letztes schauen Sie sich den Eiweißgehalt des Produktes an, hier 14,5 g.

Manchmal sind auch einige Vitamine und der Natriumgehalt auf der Packung aufgeführt. Hin und wieder werden auch Richtlinien für die benötigte Tageszufuhr in Prozent mit abgedruckt. Da diese Werte aber sehr individuell sind und von der Person abhängen, schaue ich sie mir eigentlich nie an.

Nachdem Sie einen kurzen Blick auf die Nährwertangaben geworfen haben, geht es nun also darum, das ausgewählte Produkt in Ihren Speiseplan zu integrieren.

3. Schauen Sie das Verhältnis von Fett zu Kohlenhydraten und Eiweiß an. Ihr Ziel sollte es sein, alle drei Makronährstoffe – Fett, Kohlenhydrate und Eiweiß – in jeder Mahlzeit zu etwa gleichen Teilen vertreten zu haben. Am Beispiel der Haferflocken haben Sie in einer Portion von 40 g: 3 g Fett (27 kcal), 23 g Kohlenhydrate (92 kcal) und 5,8 g Eiweiß (23 kcal) bei einer Gesamtkalorienanzahl von 142 kcal. Demnach können Sie für eine komplette Mahlzeit noch eine gewisse Menge Eiweiß und Fett hinzugeben. Wie viel genau, hängt von Ihren persönlichen Zielen ab. Hierzu nur einige grobe Anhaltspunkte:

Eine durchschnittliche Frau benötigt etwa 2000 Kalorien pro Tag. Wenn Sie also Ihr Körpergewicht halten, aber ein wenig Fett abbauen und Muskulatur zulegen wollen, sollten Sie bei 2000 Kalorien pro Tag bleiben.

Wollen Sie etwas Gewicht zulegen, dann sind 2500 Kalorien angemessen.

Wenn Sie Ihr Körpergewicht reduzieren und Fett abbauen wollen, versuchen Sie, mit 1500 Kalorien pro Tag auszukommen.

Dies sind aber nur ungefähre Richtwerte. Auf meiner Webseite, www.fitohnegeraete.de, können Sie Ihren genauen Kalorienbedarf berechnen.

Nehmen wir also die Person, die abnehmen möchte und hierfür etwa 1500 Kalorien pro Tag zu sich nehmen sollte, als Beispiel. Jede ihrer fünf Mahlzeiten darf rund 300 Kalorien enthalten, das entspricht 25 g Eiweiß (100 kcal), 25 g Kohlenhydraten (100 kcal) und 11 g Fett (100 kcal). Zurück zu unseren Haferflocken. Wenn Sie auf 300 Kalorien kommen wollen, könnten Sie zusätzlich zum Beispiel ein ganzes Ei und zwei weitere Eiweiße essen und hätten dann ein gleiches Verhältnis der drei Makronährstoffe. Alternativ können Sie auch etwas Eiweißpulver in die Haferflocken rühren und zusätzlich eine halbe kleine Avocado essen. Das Eiweißpulver rühren Sie am besten mit etwas heißem Wasser an, bis es leicht dickflüssig ist, und geben es dann in den gekochten Haferbrei. Das klingt vielleicht nicht sehr schmackhaft, ist in Wirklichkeit aber sehr lecker!

Wenn Sie sich einige Wochen lang die Nährwertangaben auf den von Ihnen bevorzugten Lebensmitteln anschauen, bekommen Sie ein Gefühl für die Nährstoffzusammensetzung der Produkte und die Rechnerei hat ein Ende.

Das Zusammenstellen Ihrer Mahlzeiten

Bleiben wir bei dem Beispiel der Frau, die 1500 Kalorien täglich aufnehmen will. Jede Mahlzeit soll 300 Kalorien und dabei eine in etwa gleichwertige Menge an Kohlenhydraten (KH), Fetten (F) und Eiweißen (EW) enthalten. Dabei kommt es natürlich nicht auf die Zahl nach dem Komma an. Wenn jeder Nährstoff zwischen 80 und 120 Kalorien ausmacht, ist das ausreichend. Eine 300-Kalorien-Mahlzeit, die alle Makronährstoffe enthält, ist weitaus sättigender, als Sie vermutlich denken, und vielleicht ist Ihnen die Portion manchmal sogar zu groß. Dann essen Sie bitte nicht über Ihren Hunger, sondern nur, bis Sie satt sind. Wählen Sie also die Nahrungsmittel so aus, dass Sie insgesamt auf 20 bis 30 g Eiweiß, 20 bis 30 g Kohlenhydrate und 9 bis 13 g Fett kommen.

Protein: etwa 25 g = 100 kcal
Kohlenhydrate: etwa 25 g = 100 kcal
Fett: etwa 11 g = 99 kcal
Total: etwa 300 kcal

Sie sollten nun erst mal auf Papier versuchen, vollwertige 300-Kalorien-Mahlzeiten für sich zusammenzustellen. Eingangs habe ich erwähnt, dass es wichtig ist, Nahrungsmittel auszuwählen, die nur einen Inhaltsstoff enthalten. Dies sind natürliche Lebensmittel wie Fisch, Fleisch, Eier, Obst und Gemüse, die nicht in Verpackungen mit Nährwertangaben verkauft werden. Daher sollten Sie sich mithilfe von Nährwerttabellen oder im Internet über den Nährwert dieser Lebensmittel informieren.

Beispiel für einen Tagesplan mit 1500 Kalorien

Frühstück – 1. Mahlzeit

1 Banane (25 g KH)
2 mittelgroße Eier (12 g EW/11 g F)
3 mittelgroße Eiweiß (11 g EW)

Das entspricht 291 Kalorien, die sich verteilen auf
99 kcal Fett (11 g)
100 kcal Kohlenhydrate (25 g)
92 kcal Eiweiß (23 g)

oder

1 Portion Haferflocken (27 g KH, 5 g EW, 3 g F)
1 Esslöffel Erdnussbutter (8 g F, 4 g EW, 3 g KH)
5 hartgekochte Eiweiß (20 g EW)

Das entspricht 335 Kalorien, die sich verteilen auf
99 kcal Fett (11 g)
120 kcal Kohlenhydrate (30 g)
116 kcal Eiweiß (29 g)

Vormittagssnack – 2. Mahlzeit

Sie können sich für diese Mahlzeit auch ein Proteinpulver kaufen, das bereits Kohlenhydrate enthält. Vergessen Sie aber nicht, eine fettreiche Energiequelle hinzuzufügen.

1 Messlöffel Eiweißpulver (22 g EW)
½ Tasse gefrorene Erdbeeren (9 g KH)
½ Glas Apfelsaft (15 g KH)
1 Esslöffel Leinsamenöl (12 g F)

Das entspricht 292 Kalorien, die sich verteilen auf

108 kcal Fett (12 g)
96 kcal Kohlenhydrate (24 g)
88 kcal Eiweiß (22 g)

Mittagessen – 3. Mahlzeit

Die nächsten beiden Mahlzeiten sind Salate. Wenn Sie es sich einfacher machen wollen, bereiten Sie einfach die doppelte Menge zu und verteilen Sie diese auf beide Mahlzeiten. Allerdings müssen Sie dann zwei Mal am Tag das Gleiche essen. Achten Sie darauf, dass Sie immer eine bunte Mischung an Gemüsesorten in Salaten verwenden, zum Beispiel Cocktailtomaten, Spinat, Pilze, Zwiebeln, Paprika, um alle Nährstoffe abzudecken. Der klassische Eisbergsalat hat nur einen geringen Nährwert und sollte daher nicht auf Ihrer Einkaufsliste stehen.

1 handtellergroßes Stück Hühnerbrust (27 g EW)
4 Tassen Gemüse (20 g KH)
¼ Avocado (9 g F, 4 g KH)
1 Esslöffel Vinaigrette (4 g F, 1,5 g KH)

Das entspricht 327 Kalorien, die sich verteilen auf

117 kcal Fett (13 g)
102 kcal Kohlenhydrate (26 g)
108 kcal Eiweiß (27 g)

Nachmittag – 4. Mahlzeit

6 gekochte Eiweiß (22 g EW)
15 g Walnüsse (9 g F, 2 g KH, 2 g EW)
5 Tassen gemischtes Gemüse (25 g KH*)
1 Esslöffel Vinaigrette (4 g F, 1,5 g KH)

Das entspricht 327 Kalorien, die sich verteilen auf

117 kcal Fett (13 g)
114 kcal Kohlenhydrate (28 g)
96 kcal Eiweiß (24 g)

*20 Kalorien pro Tasse ist eine grobe Schätzung.

Abendessen – 5. Mahlzeit

1 handtellergroßes Stück gegrillter Lachs (25 g EW, 7 g F)
½ Tasse Kürbis (3 g KH)
½ Tasse Zucchini (3 g KH)
½ Tasse wilder Reis (14 g KH, 3 g EW)
1 Teelöffel Olivenöl (5 g F)

Das entspricht 300 Kalorien, die sich verteilen auf

108 Kcal Fett (12 g)
80 Kcal Kohlenhydrate (20 g)
112 Kcal Eiweiß (28 g)

Die über den Tag verteilte Gesamtkalorienaufnahme entspricht 1537 Kalorien (1581 Kalorien, wenn Sie die zweite Frühstücksoption wählen).

Ich persönlich esse am Abend am liebsten ein Stück gegrilltes Fleisch mit einer guten Portion gemischtem Gemüse (zum Beispiel verschiedenfarbiger Paprika, Tomaten, Gurke, Avocado, Pilzen, Brokkoli etc). Da das Fleisch relativ mager ist, rühre ich einen Esslöffel Leinsamen- oder Olivenöl unter mein Gemüse. Das geht schnell, ist einfach und sehr lecker.

Nehmen Sie diese Menüs als Grundlage für Ihren persönlichen Speiseplan. Tauschen Sie

HOOYA! Ein Einblick in Ihre Eingeweide

Stellen Sie sich vor, Sie haben letzte Woche im Garten eine Grillparty geschmissen. Bis spät in die Nacht wurde gefeiert und am Ende ging das Aufräumen holterdiepolter. Heute laufen Sie das erste Mal wieder am Grill vorbei und finden in der Ecke ein paar übrig gebliebene Frikadellen. Was machen Sie damit?

(a) Essen?
(b) Wegschmeißen?

Natürlich sagen Sie jetzt: »Wegschmeißen!« Ich stelle diesen Vergleich nur an, um Ihnen zu verdeutlichen, was so in Ihrem Darm herumschwimmt, wenn Sie einige Tage nicht zur Toilette gegangen sind. Eine Körpertemperatur von 37° entspricht nämlich einem heißen Sommertag und so gärt dort alles Verzehrte, bis es ausgeschieden wird.

Verstehen Sie jetzt, wie wichtig es ist, einen regelmäßigen Stuhlgang zu haben? Sie fühlen sich besser, sehen besser aus und sind leistungsfähiger. Ihre Verdauung wird angeregt, wenn Sie stets ausreichend Wasser trinken und natürliche, ballaststoffreiche Lebensmittel (frisches Obst und rohes Gemüse) zu sich nehmen. Wenn Sie aber Ihre Kohlenhydrate hauptsächlich über industriell verarbeitete Getreideprodukte wie Reis, Brot und Nudeln beziehen, nehmen Sie täglich bis zu 1000 Kalorien in Form von ballaststoffarmen, darmverstopfenden Lebensmitteln auf.

Wer eine solche Ernährung über Jahre praktiziert, tut seinem Körper nichts Gutes. Wenn Schadstoffe nicht regelmäßig ausgeschieden werden, kommt es zu Verstopfung, schlechter Haut, Reizdarm etc. Helfen Sie Ihrem Körper beim Abtransport der Schadstoffe und versorgen Sie ihn mit ausreichend Ballaststoffen aus natürlichen Lebensmitteln. Tägliche Bewegung leistet einen wichtigen Beitrag und manchmal hilft auch eine ruhige Minute, ein Moment der Stille, um den Darm in Bewegung zu bringen. Der gesundheitliche Nutzen regelmäßiger Darmtätigkeit ist vielfältig: Sie haben mehr Energie, Nährstoffe werden besser aufgenommen, Sie haben einen natürlichen Appetit und schaffen es in Kombination mit einem Krafttrainingsprogramm wie meinem gleichzeitig viel leichter, Ihr Gewicht zu reduzieren.

Zutaten oder Mahlzeiten aus, wie es Ihnen beliebt. Machen Sie es sich so leicht als möglich.

Dieser Tagesplan gilt nur als grobe Richtlinie. In den ersten Wochen sollten Sie alles aufschreiben, was Sie essen, Ihre Mahlzeiten im Voraus planen und Einkaufslisten erstellen. Das mag am Anfang etwas zeitraubend sein, aber bald kennen Sie die Portionsgrößen und wissen, welche Lebensmittel Sie gut miteinander kombinieren können. Wie bereits gesagt, muss das Verhältnis zwischen den Makronährstoffen nicht genau stimmen. Es reicht, wenn jede Mahlzeit eine handtellergroße Portion Eiweiß enthält und der Löwenanteil Ihrer Kalorien von rohem Gemüse stammt. Fett hat eine hohe Kaloriendichte, sodass Sie hiervon immer nur wenig brauchen. Führen Sie einige Wochen lang ein Tagebuch, in dem Sie niederschreiben, was und wie viel Sie essen.

Typische Mangelerscheinungen bei Frauen

Im Folgenden seien einige Vitamine und Mineralien aufgeführt, von denen Frauen häufig einen Mangel aufweisen. Wenn Sie also Ihren Ernährungsplan zusammenstellen, sollten Sie diesen Mikronährstoffen besondere Beachtung schenken.

Kalzium

80 Prozent aller unter Osteoporose Leidenden sind Frauen. Oftmals bleiben niedrige Kalziumwerte lange Jahre unentdeckt, bis es in der zweiten Lebenshälfte zu einem graduellen Verlust an Knochenstärke kommt. Wenn Knochen brüchig werden und es häufiger zu Unfällen kommt, geht schnell Lebensqualität verloren. Einer der Vorzüge von Krafttraining ist der Aufbau der Knochendichte. Um den vollen Nutzen entfalten zu können, muss das Krafttraining durch eine ausreichende Aufnahme von Kalzium ergänzt werden.

Vitamin D3

Unser Körper kann Kalzium nur dann vollständig aufnehmen, wenn ihm genügend Vitamin D3 zur Verfügung steht. Vitamin D3 spielt außerdem eine wichtige Rolle für das Nerven- und Immunsystem. Bestimmte Krebsarten wie Brust-, Eierstock-, Dickdarm- und Blasenkrebs werden mit einem Vitamin-D3-Mangel in Verbindung gebracht. Meistens tritt ein solcher Mangel in Gegenden auf, wo es an Sonnenlicht fehlt, da der Körper dieses Vitamin produziert, wenn er dem Sonnenlicht ausgesetzt ist. Menschen mit heller Haut produzieren Vitamin D3 daher oft viel effizienter als Menschen mit dunkler Haut. Als grobe Richtlinie gilt, dass ein Mensch etwa drei- bis viermal pro Woche fünf bis 15 Minuten lang mindestens ein Viertel seiner Haut dem direkten Sonnenlicht aussetzen sollte, um ausreichend Vitamin D3 zu produzieren. Wer hellere Haut hat, braucht weniger, Menschen mit dunkler Haut eher mehr Sonnenzeit.

Basische Lebensmittel

Ein gesunder Körper braucht leicht basisches Blut. Die heutige Ernährungsweise führt aufgrund eines Übermaßes an Fleisch und Milchprodukten jedoch häufig zu einer Übersäuerung des Körpers. Der pH-Wert im Blut ist dann sauer. Im Zustand der Übersäuerung setzt der Körper vermehrt Kalzium und andere wichtige Mineralien ein, um die Säuren zu neutralisieren. Diese Mineralien bezieht der Körper zum einen aus der aufgenommenen Nahrung, zum anderen aus den Knochen. Auch dieses Problem kann gelöst werden, indem ausreichend basenbildende Lebensmittel wie frisches Obst und Gemüse verzehrt werden.

Eisen

Frauen leiden aufgrund ihrer Menstruation häufig unter Eisenmangel. Dies kann zu chronischer Müdigkeit und verminderter Leistungsfähigkeit führen. Besonders eisenhaltige Lebensmittel sind zum Beispiel Leber und rotes Fleisch. Auch sollten Sie Töpfe oder Pfannen aus Gusseisen verwenden und vielleicht ein Eisenpräparat einnehmen. Wenn Sie ein Nahrungsergänzungsmittel benutzen, das grünes Gemüse und Eisen kombiniert, empfehle ich, dass Sie in der Woche Ihrer Periode die doppelte Menge einnehmen.

Das Verhältnis von Omega-3- zu Omega-6-Fettsäuren

In seinem Buch *Anticancer. A New Way of Life* schreibt Dr. David Servan-Schreiber, dass die Amerikaner in den Jahren von 1976 bis 2000 zwar ihren Fettkonsum um 11 Prozent und Ihre Kalorieneinnahme um 4 Prozent gesenkt haben, aber gleichzeitig die Adipositasrate um 31 Prozent in die Höhe schnellte.

Bewegungsmangel und ein Übermaß an industriell verarbeiteten Kohlenhydraten sind hier ebenso als Gründe zu nennen wie ein Ungleichgewicht von Omega-3- zu Omega-6-Fettsäuren. In unserer Ernährung sollten beide Fettsäuren zu gleichen Teilen enthalten sein, doch in Wirklichkeit steht das Verhältnis irgendwo zwischen 1:15 und 1:30 zugunsten der Omega-3-Fettsäure. Wir konsumieren zu viel pflanzliches Öl und Fleisch von Tieren, die mit Getreide, Mais und Soja gefüttert wurden anstelle von Gras. Doch die Nahrung, die die Schlachttiere fett macht, macht uns gleichermaßen fett.

Omega-Fettsäuren können nicht vom Körper gebildet, sondern müssen mit der Nahrung aufgenommen werden. Um dem Ungleichgewicht der Fettsäuren entgegenzuwirken, sollten wir ausreichend Fisch und Fleisch von Tieren essen, die mit Gras gefüttert worden sind. Außerdem sollte weitestgehend auf Fast Food verzichtet werden, da dieses in aller Regel mit pflanzlichen Fetten zubereitet wurde. Stattdessen sollte Leinsamen-, Oliven-, Kokosnuss- oder Fischöl verwendet werden.

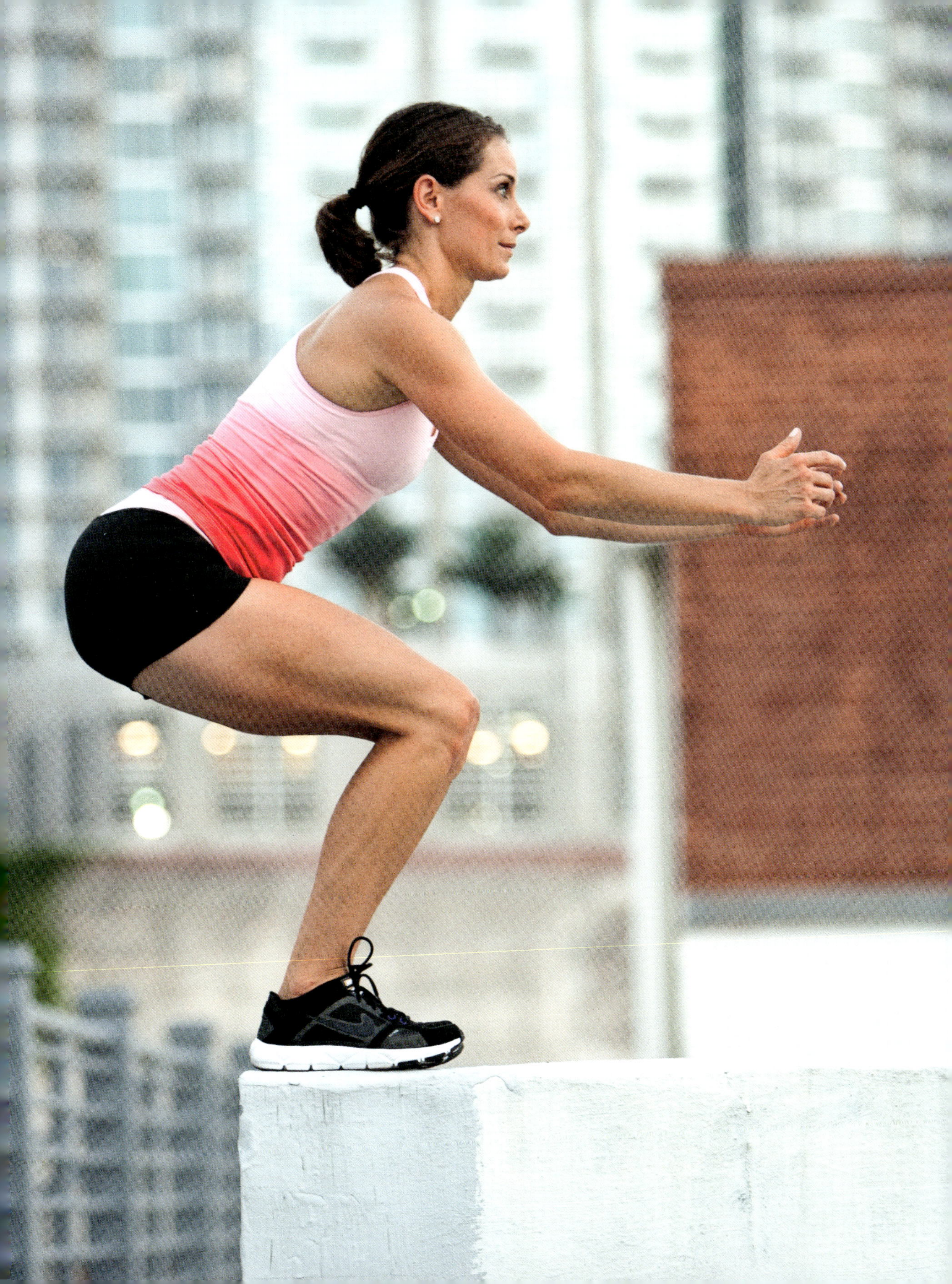

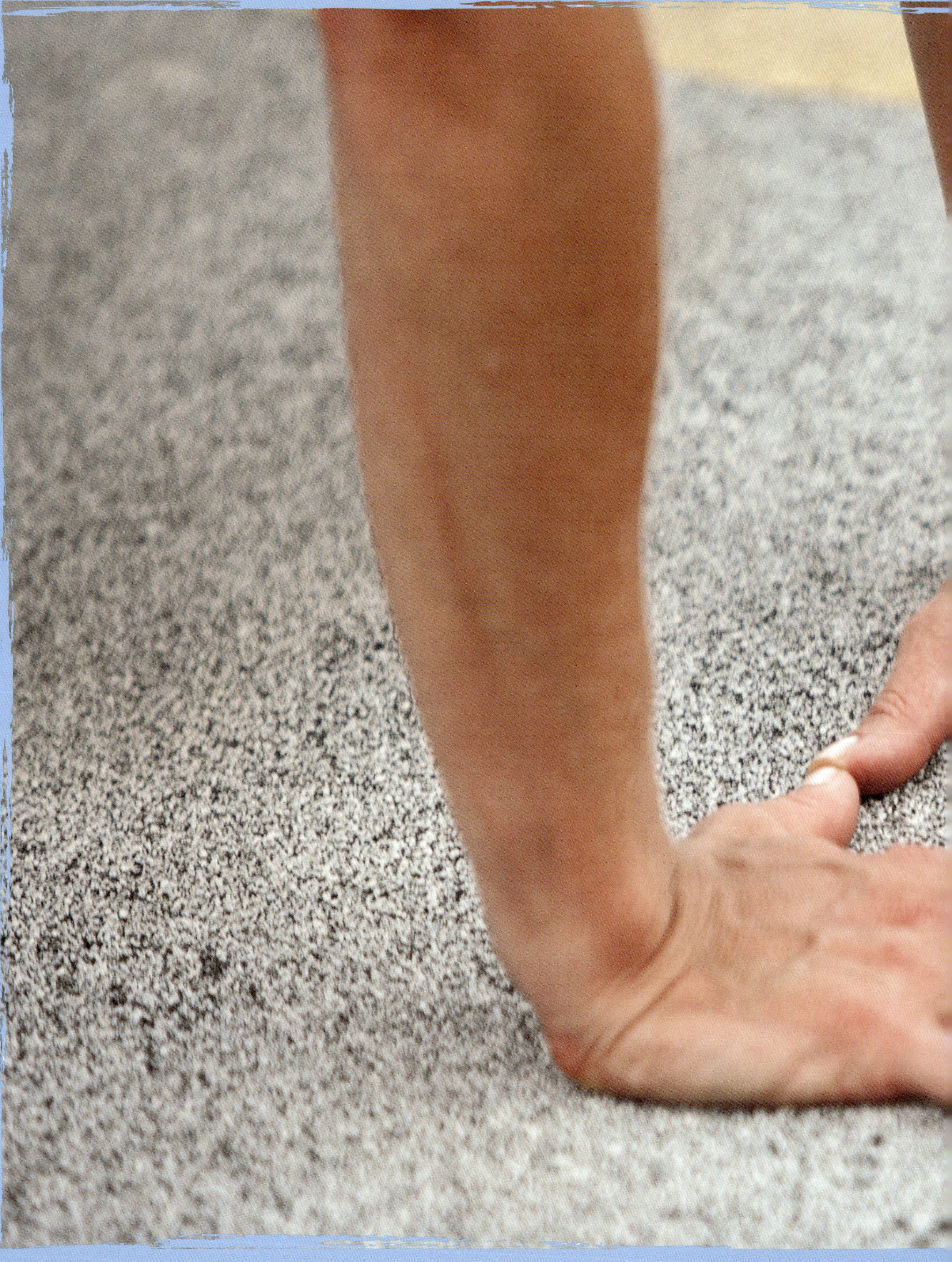

9

DIE ZEHN SICHERSTEN WEGE, MÖGLICHST VIEL KÖRPERFETTZUZULEGEN

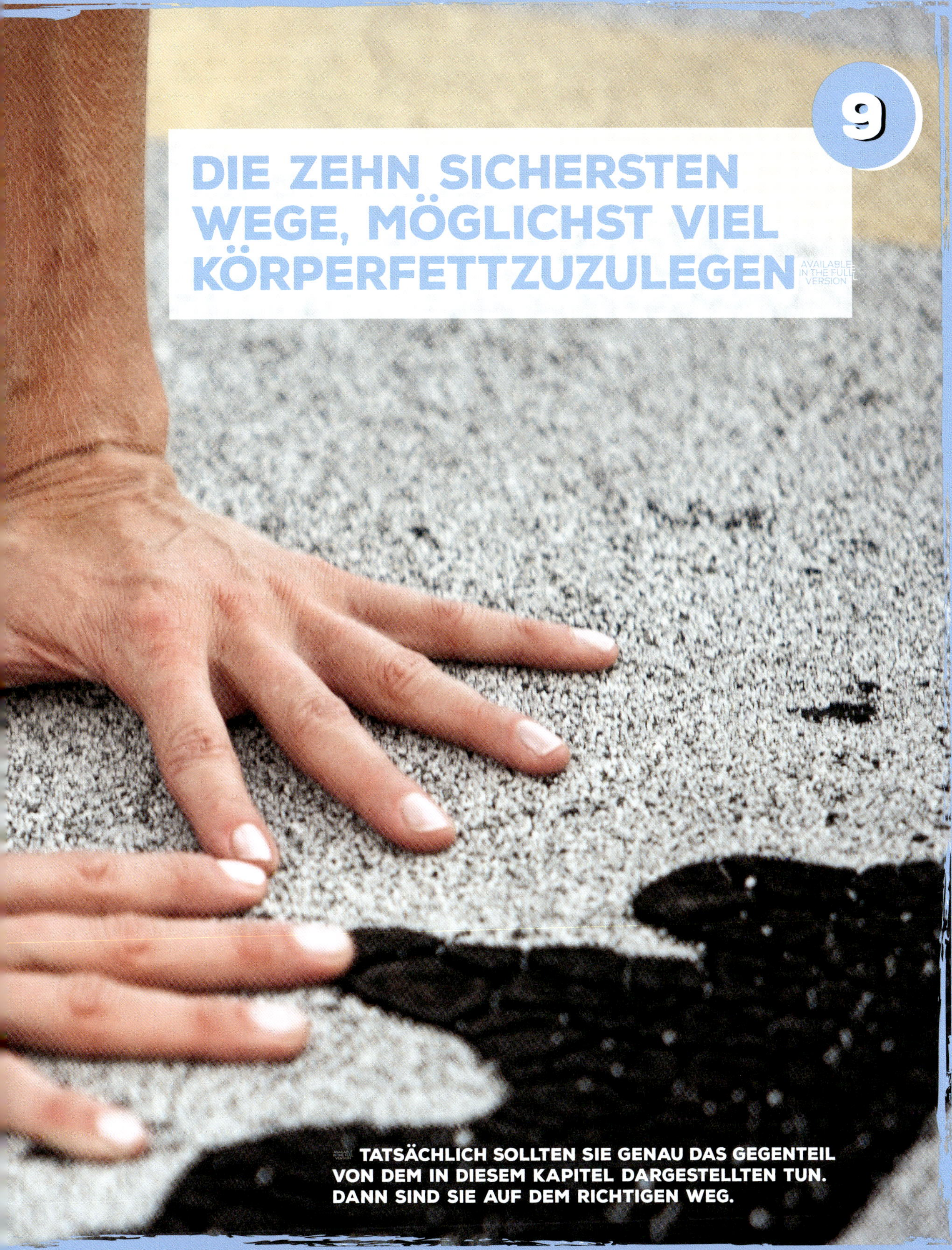

TATSÄCHLICH SOLLTEN SIE GENAU DAS GEGENTEIL VON DEM IN DIESEM KAPITEL DARGESTELLTEN TUN. DANN SIND SIE AUF DEM RICHTIGEN WEG.

10. Verzichten Sie auf's Frühstück

Unzählige Studien belegen, dass Frauen, die nicht frühstücken, mehr Übergewicht haben. Nach rund acht Stunden Nachtruhe müssen Sie unbedingt vermeiden, dass Ihr Stoffwechsel mit etwas Gesundem angekurbelt wird. So können Sie Muskulatur abbauen und Fett zulegen, indem Sie Ihrem Körper das Signal »Hungerzustand« geben. Essen Sie auf keinen Fall ein Stück Obst, das Ihren Körper zusätzlich mit Flüssigkeit versorgt, denn es könnte Ihren Appetit anregen und es Ihnen schwer machen, die entscheidende Mahlzeit des Tages auszulassen.

9. Hungern Sie regelmäßig

Nehmen Sie nur ein paar große, aber üppige Mahlzeiten am Tag ein. So können Sie sicherstellen, dass Sie auf der einen Seite einen Kalorienüberschuss haben, der sich direkt an Ihren Hüften ansammelt, und Sie außerdem Insulinspitzen erzeugen, die zu Heißhunger auf Süßes führen. Hungern ist außerdem eine sehr gute Möglichkeit, die regelmäßige Nährstoffzufuhr zu Ihrer Muskulatur zu unterbinden, wodurch Muskulatur abgebaut und durch neues Körperfett ersetzt werden kann.

8. Essen Sie Kohlenhydrate mit hohem glykämischen Index

Am schnellsten können Sie Körperfett aufbauen, indem Sie möglichst viele industriell gefertigte Kohlenhydrate mit einem glykämischen Index über 55 essen. Essen Sie Weißbrot, Fruchtjoghurts, Müsliriegel, gezuckerte Frühstücksflocken und trinken Sie große Mengen an Softdrinks oder Fruchtsaftgetränken. Kombinieren Sie diese, um einen möglichst steilen Blutzuckeranstieg zu erzielen, unter keinen Umständen mit eiweißreichen Lebensmitteln und Fetten, da diese die Insulinkurve abflachen würden. Das würde Ihre Gewichtszunahme behindern.

7. Machen Sie einen großen Bogen um rohes Gemüse und ballaststoffreiches Obst

Diese Lebensmittel sind aufgrund ihres hohen Nährstoffgehalts, ihres großen Volumens im Verhältnis zum Nährwert und ihrer niedrigen Resorptionsgeschwindigkeit Ihr größter Feind. Die meisten Gemüse- und Obstarten haben außerdem einen hohen Gehalt an Vitaminen, Mineralien, Ballaststoffen und Wasser, enthalten aber nur wenige Kalorien. Sie müssten demnach riesige Mengen davon verdrücken. Um auf 400 Kalorien zu kommen, benötigen Sie zum Beispiel 20 Tassen Zucchini und Paprika! Es ist sehr schwer, auf diese Weise zuzunehmen. Zudem gehen diese komplexen Kohlenhydrate zu langsam in den Blutkreislauf über und führen damit zu einem ungewollt lang anhaltenden Sättigungsgefühl.
Ersetzen Sie daher diese ballaststoffreichen Produkte durch kurzkettige Kohlenhydrate und Sie können sicher sein, dass Sie aufgrund des starken Insulinanstiegs und -abfalls sowie eines konstanten Nährwertmangels ganz schnell wieder Hunger haben.

6. Trinken Sie bloß nicht zu viel Wasser!

Trinken Sie stattdessen Fruchtsaftgetränke und Softdrinks. Diese haben nicht nur schön viele Kalorien (pro Dose ca. 140), sondern zeichnen außerdem für die Achterbahn Ihres

Insulinspiegels verantwortlich. Sie brauchen große Schwankungen dieses Hormons, um konstant Heißhunger zu haben und diesen möglichst mit leeren Kalorien stillen zu wollen. Sehr gut sind auch Light-Softdrinks mit künstlichen Süßstoffen, da diese ebenfalls Heißhunger auf Süßes auslösen und zudem mit Stoffwechselstörungen in Verbindung gebracht werden. Um sicherzustellen, dass Sie auf dem richtigen Weg sind, sollten Sie regelmäßig die Farbe Ihres Urins überprüfen: je dunkler, desto besser! Wenn er ganz hell ist, haben Sie wohl unabsichtlich zu viel Wasser getrunken.

5. Schlingen Sie Ihr Essen so schnell wie möglich herunter!

Um möglichst große Mahlzeiten verschlingen zu können, müssen Sie schnell essen. Verpassen Sie nicht Ihr kleines Zeitfenster von 20 Minuten. So lange dauert es nämlich, bis Ihr Körper realisiert, dass Sie satt sind. Am besten versuchen Sie, nur zweimal am Tag zu essen, dann haben Sie genug Heißhunger, um unkontrolliert und wahllos alles Mögliche in sich hineinzustopfen.

4. Steuern Sie direkt auf Lebensmittel mit langer Zutatenliste zu

Ihre eigene Küche ist nicht der Ort, an dem Sie Zutaten zusammenmischen wollen. Dies sollte möglichst bereits zuvor in Fabriken geschehen sein. Vermeiden Sie natürliche Lebensmittel wie Fisch, Fleisch, Eier, Obst, Gemüse, Nüsse, Samen etc., die aus nur einer Zutat bestehen. Wählen Sie die Produkte mit der längsten Zutatenliste, da diese in der Regel die höchste Kalorienzahl bei gleichzeitig niedrigstem Nährwert haben.

3. Halten Sie stets eine positive Kalorienbilanz aufrecht

Errechnen Sie Ihren täglichen Kalorienbedarf und achten Sie darauf, dass Sie jeden Tag mindestens 500 bis 750 Kalorien darüberliegen. Die meisten Frauen, die große Mengen an Fett zulegen möchten, fahren gut mit einer täglichen Aufnahme von 3000 Kalorien. Dies schaffen Sie am leichtesten, wenn ein großer Anteil Ihrer Ernährung aus Frittiertem besteht.

2. Machen Sie eine Diät nach der anderen

Ob Sie's glauben oder nicht: Auch Diäten sind eine exzellente Methode, um dicker zu werden. Insbesondere, wenn Sie versuchen, Ihre Kalorienaufnahme tagein, tagaus zu beschränken, haben Sie bald schon Ihren Stoffwechsel so weit heruntergefahren, dass Sie mehr Fett zulegen, als Sie je zu träumen gewagt hätten. Gönnen Sie sich also bloß keine Pause vom Fasten. Wenn Sie nämlich eine Woche lang normal essen, wird Ihr Stoffwechsel wieder angeregt und Sie verbrennen folglich mehr Kalorien. Das wollen Sie nicht! Machen Sie also eine Diät nach der anderen, dann geht auch Ihre Moral bald flöten und Sie essen hemmungsloser als je zuvor.

1. Legen Sie keine Muskelmasse zu

Am besten verzichten Sie komplett auf Bewegung. Das ist der sicherste Weg, um einen Aufbau von Muskelmasse zu vermeiden. Wenn Sie sportliche Betätigung nicht vermeiden können, bleiben Sie bei möglichst lockerem Ausdauertraining, das keinen Muskel aufbaut, ja wohl eher Muskeln abbaut und daher den Stoffwechsel langfristig nicht anregt.

DER LETZTE SCHRITT UNABHÄNGIGKEIT

Sie haben die Wahl: Nehmen Sie heute Ihr Leben in die Hand oder schieben Sie es weiter auf, sich um Ihre Gesundheit zu kümmern. Eines Tages ist es dann zu spät und Sie gehören zur traurigen Mehrheit der Leute, deren Leben im Alter nicht mehr lebenswert ist. Sie haben mit Übergewicht und Zivilisationskrankheiten zu kämpfen, ihr Bauchumfang nimmt zu, ihre Körpergröße dagegen ab. Ihr Rücken schmerzt und sie bekommen einen Buckel. Schließlich ist ihre Mobilität stark eingeschränkt und oft begegnen sie dann auch vorzeitig ihrem Schöpfer.

Kehren Sie um, noch heute, und begeben Sie sich *zu uns*, auf die Seite der Gewinner, die ein aktives Leben führen. Wir trainieren dreimal pro Woche 20 bis 30 Minuten – das ist weniger als ein Prozent unserer Zeit und mehr ist nicht nötig. Wir haben die Grundlagen gesunder Ernährung verinnerlicht und achten darauf, was wir essen – nicht exzessiv, aber bewusst. Wir haben die körperliche, geistige und spirituelle Kraft, die Herausforderungen des Lebens zu meistern. Unser Aussehen ist uns wichtig, und wir sehen gut aus.

Wir leben von der Energie, die das Training uns verleiht. Sie wirkt so vielen negativen Aspekten des Lebens entgegen. Depressionen, Angstzustände, Nervosität, innerer Druck, Ungeduld, Unausgefülltsein – alle diese Emotionen lassen sich mit sportlicher Betätigung reduzieren, wenn nicht sogar ausmerzen. Beim Sport kann man klar denken und findet schneller zu Lösungen, als wenn man inaktiv in der Ecke sitzt.

Einen durchtrainierten Körper zu haben ist der Schlüssel zu einem glücklichen, ausgefüllten Leben. Mit intensivem Krafttraining kann dies in einem Minimum an Zeit erzielt werden. Glauben Sie aber nicht, Sie könnten Ihr Leben in nur vier Wochen umkrempeln. Das wird nicht funktionieren. Dieses Training zusammen mit gesunder, vollwertiger Ernährung muss Teil Ihres Lebens werden. Nehmen Sie es in die Hand, übernehmen Sie Verantwortung.

99 Prozent der wirklich fitten Frauen, die ich kenne, trainieren allein. Andere besuchen Fitnesskurse, haben einen Personal Trainer oder einen Trainingspartner, der sie motiviert oder korrigiert. Sicherlich kann es schön sein, gemeinsam zu trainieren oder jemanden zu haben, der einem auf den Rücken klopft oder auch einmal den nötigen Kick gibt. Im Endeffekt kann aber niemand die Verantwortung für Sie übernehmen. Sie allein sind der Meister Ihres Schicksals.

Um langfristig erfolgreich zu sein, müssen Sie unabhängig sein von anderen und auf Ihren eigenen Körper hören. Nur Sie können Ihre Muskeln, Lunge, Knochen und Gelenke beim Training spüren. Nur Sie selbst können Ihren Körper in Form bringen. Und im Grund sind Sie selbst auch alles, was Sie brauchen, um effizient zu trainieren – wo und wann auch immer Sie wollen, Ihr Leben lang.

Frauen tragen heute Verantwortung für alle möglichen Dinge: von großen Unternehmen über Militäreinheiten bis hin zu Familien mit Kindern (und nein, das ist keine absteigende Reihenfolge), aber für ihren eigenen Körper übernehmen sie leider nur selten die Verantwortung.

Für dieses Trainingsprogramm brauchen Sie niemand anderen. Packen Sie es an.

Zu Beginn des 20. Jahrhunderts erklärte Susan B. Anthony: »Das Fahrrad hat mehr zur Emanzipation der Frau beigetragen als alles andere.« Sie pries die Bedeutung eines Sportgeräts, das der Frau neue Freiheit und Selbstständigkeit verlieh. Das war vor 100 Jahren. Jetzt ist Zeit für den nächsten Schritt: Frauen benötigen heute nur noch sich selbst, um schlanker, stärker und fitter zu werden als je zuvor. Das ist echte Freiheit und echte Eigenständigkeit.

Das eigentliche Thema dieses Buches ist Ihre Unabhängigkeit im Fitnesstraining. Sie ist der Weg zu lebenslangem gutem Aussehen und Gesundheit.

Sie kümmern sich aufopferungsvoll um andere, aber in erster Linie müssen Sie sich um sich selbst kümmern. Nur Sie selbst können sich wirklich dazu motivieren. Fitness wird nicht durch Abhängigkeit von einer Gemeinschaft erreicht. Es gibt nur eine Sache, auf die Sie sich verlassen sollten und die Ihnen immer zur Verfügung steht: Sie selbst.

Sie sind Ihr innerer Antrieb.
Sie sind Ihr eigenes Fitnessstudio.
Legen Sie los.

DANKSAGUNG

Als Erstes möchte ich mich bei meiner Lebenspartnerin Samantha bedanken, die unser Projekt sehr unterstützt hat. Es war eine tolle Erfahrung, dabei zuzusehen, wie sie sich vom simplen Türziehen bis zu ihrem ersten echten Klimmzug vorgearbeitet hat. Danke, Baby.

Mein Dank geht auch an unser Model Jeannie, die viel Zeit und Energie investiert hat, um diese schönen Fotos entstehen zu lassen. Als Sportlerin, Ehefrau, Mutter und Freundin ist sie eine große Inspiration für uns.

Schließlich geht der Dank beider Autoren auch an die beiden Menschen, die dieses Buch überhaupt erst ermöglicht haben: Unsere Lektorin Marnie Cochran gab dem Werk den letzten Schliff. Wir hätten keine bessere Lektorin haben können. Und dann ist da noch unser Agent Steve Ross, dem wir gar nicht genug danken können für seine anhaltende Hilfe und Partnerschaft.

DIE AUTOREN

Mark Lauren

Mark Lauren ist Sportausbilder beim Militär und bereitet Mitglieder von Special Operations auf die extremen Herausforderungen im Ernstfall vor. Er ist außerdem Triathlet und kämpft im Thaiboxen auf Profiniveau. Mit *You Are Your Own Gym* hat er einen internationalen Bestseller geschrieben, der in Deutschland unter dem Titel *Fit ohne Geräte* erschien. Wenn er gerade mal nicht mit seinen Soldaten irgendwo auf der Welt unterwegs ist, lebt er in Tampa, Florida.

Joshua Clark

Joshua Clark ist der Autor des Buches *Heart Like Water: Surviving Katrina and Life in Its Disaster Zone*, das in die Endrunde des National Book Critics Circle Award kam. Clark ist Gründer des Verlagshauses Light of New Orleans Publishing und hat in dieser Funktion zahlreiche Bücher verlegt. Außerdem ist er ein zertifizierter Personal Trainer, der selbst keinen Fuß mehr in ein Fitnessstudio gesetzt hat, seit der Hurrikan Katrina sein Fitnesscenter zerstört hat.

Mehr Informationen und Trainingstipps finden Sie unter: marklauren.com

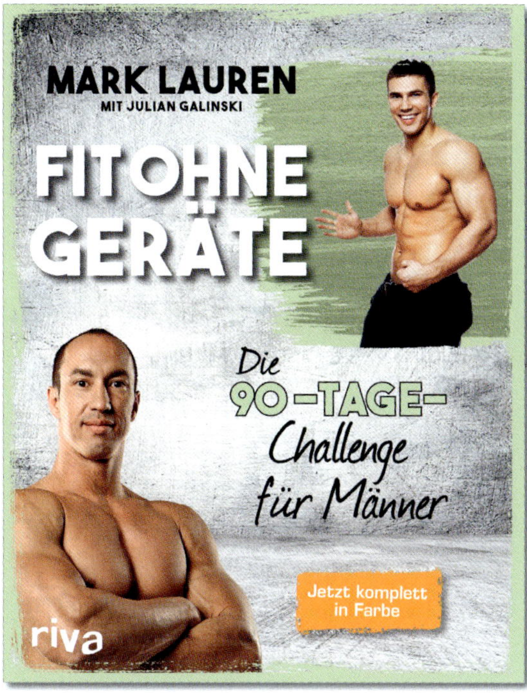

Auch als **E-Book** erhältlich

192 Seiten
20,00 € (D) | 20,60 € (A)
ISBN 978-3-7423-0745-3

Mark Lauren

Fit ohne Geräte

Die 90-Tage-Challenge für Männer

Fit ohne Geräte ist nicht nur die erfolgreichste, sondern auch die zeitsparendste und kostengünstigste Fitnessformel auf dem deutschen Buchmarkt. Doch der Superlative nicht genug: Dieses neue Intensivprogramm ist noch einfacher umzusetzen und verspricht einen deutlich veränderten, muskulösen Body mit ausgeprägter Oberkörpermuskulatur und Sixpack in nur drei Monaten. Dafür müssen keine Übungen und Trainingspläne zusammengestellt werden, denn die 90-Tage-Challenge gibt Tag für Tag genau vor, was und wie trainiert werden soll. Dazu enthält sie Ernährungsvorgaben und optimal auf das Programm abgestimmte Rezepte von Fitnessguru und Bestsellerautor Mark Lauren, der den Leser täglich motiviert, dranzubleiben und sein Ziel zu erreichen.

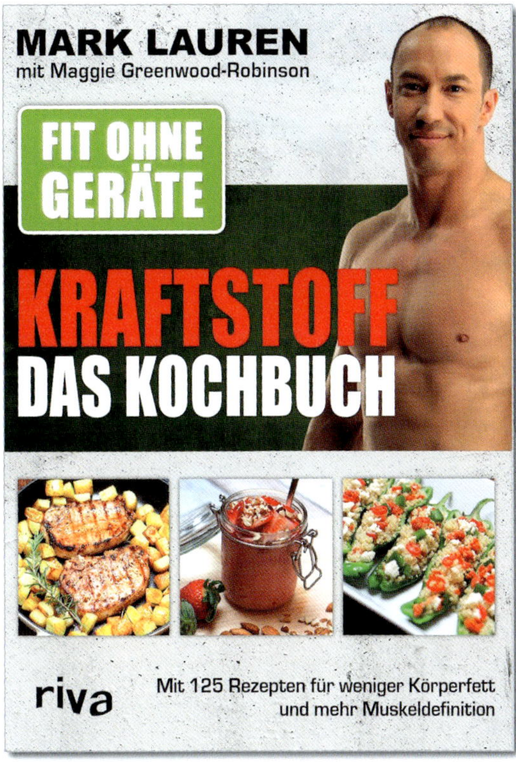

Auch als **E-Book** erhältlich

288 Seiten
9,99 € (D) | 10,30 € (A)
ISBN 978-3-7423-1164-1

Mark Lauren
Maggie Greenwood-Robinson

Fit ohne Geräte – Kraftstoff – Das Kochbuch

Mit 125 Rezepten für weniger Körperfett und mehr Muskeldefinition

In seinem Buch *Kraftstoff* verriet Bestsellerautor und Fitnessguru Mark Lauren, welcher Ernährungsplan sein weltweit erfolgreiches Bodyweight-Training optimal unterstützt. Das Erfolgsgeheimnis sind verschiedene Kalorienzyklen, bei denen sich Wochen mit höherer und niedrigerer Kalorien- und Kohlenhydratzufuhr abwechseln. Dieses farbig bebilderte Kochbuch ist der perfekte Begleiter zu *Kraftstoff* und bietet 125 tolle Rezepte für alle Phasen der Zyklen und alle Mahlzeiten des Tages sowie Einkaufslisten und viele hilfreiche Tipps. Die Gerichte sind international, lecker und einfach zuzubereiten, sodass sie auch für Vielbeschäftigte, die ihren Körper mit dem besten Kraftstoff betanken wollen, geeignet sind – egal ob Mutter, Manager oder Leistungssportler.

riva

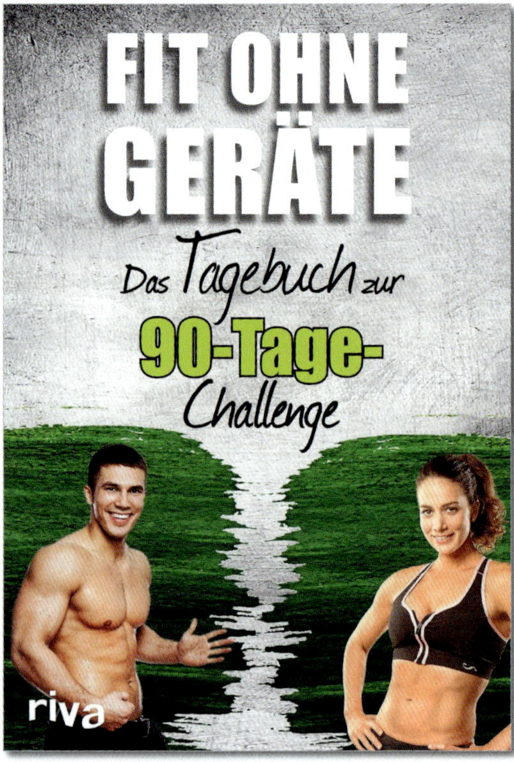

Auch als **E-Book** erhältlich

112 Seiten
4,99 € (D) | 5,20 € (A)
ISBN 978-3-86883-654-7

Fit ohne Geräte

Das Tagebuch zur 90-Tage-Challenge

Dieses Eintragebuch ist der perfekte Begleiter zur *Fit ohne Geräte 90-Tage-Challenge* von Mark Lauren und passt ebenso zur Männer- wie zur Frauenversion der Challenge. Es ist so aufgebaut, dass der oder die Trainierende Tag für Tag seine Trainingsresultate protokollieren, erledigte Tagesaufgaben abhaken, die persönliche Befindlichkeit und Gedanken zum Tag festhalten kann. Nach dem Abschluss der Challenge ermöglicht das Tagebuch einen lehrreichen Rückblick auf die eigene Entwicklung.

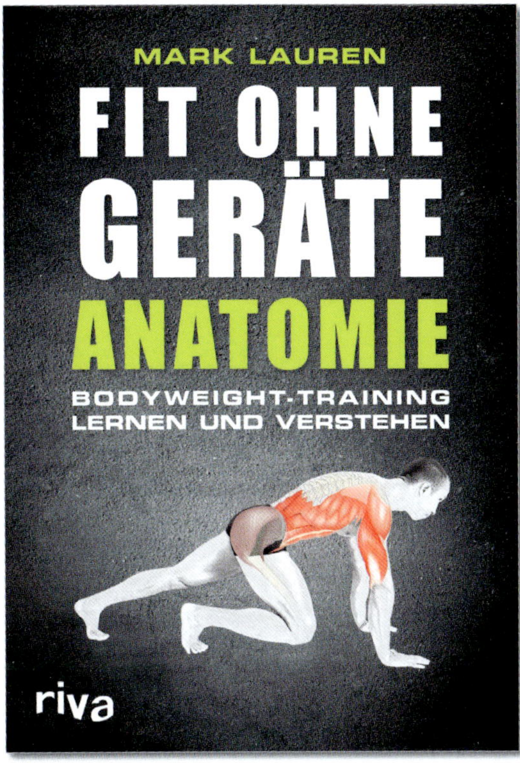

Auch als **E-Book** erhältlich

240 Seiten
22,00 € (D) | 22,70 € (A)
ISBN 978-3-86883-404-8

Mark Lauren

Fit ohne Geräte – Anatomie

Bodyweight-Training lernen und verstehen

Mit *Fit ohne Geräte* hat der bekannte Bestsellerautor Mark Lauren das erfolgreichste Fitnesskonzept unserer Zeit entwickelt und einen riesigen weltweiten Trend begründet: das gerätefreie Bodyweight-Training. In diesem durchgehend bebilderten Handbuch präsentiert der Autor über 100 Übungen und zahlreiche Übungsvarianten in farbigen anatomischen Illustrationen und detaillierten Schritt-für-Schritt-Anleitungen. Unterteilt in die Muskelbereiche Brust und Schultern, Bizeps und Unterarme, Gesäß, Beine und Rumpf, decken die Übungen alle Körperregionen ab und bilden die ideale Basis für ein umfassendes Ganzkörpertraining. So lässt sich das Training mit dem eigenen Körpergewicht anschaulich nachvollziehen und noch gezielter und wirksamer gestalten.

riva

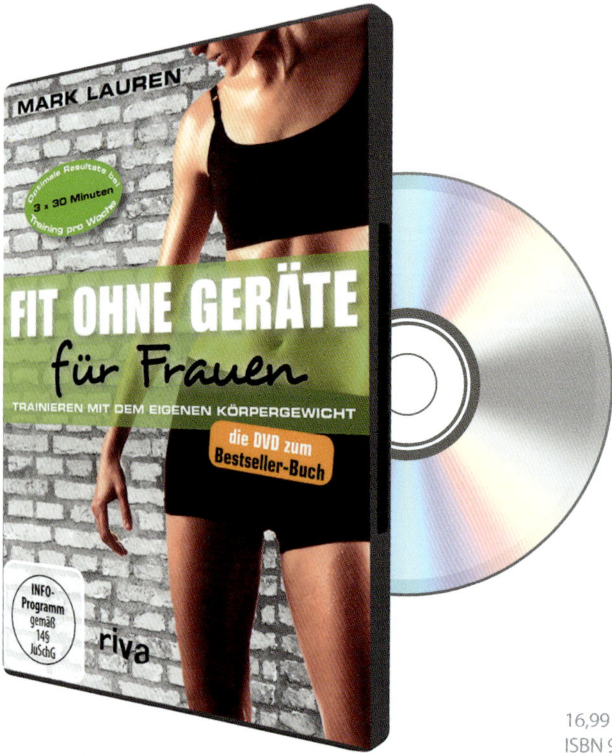

16,99 € (D) | 17,50 € (A)
ISBN 978-3-86883-301-0

Mark Lauren

Fit ohne Geräte für Frauen

Trainieren mit dem eigenen Körpergewicht - die DVD zum Buch -
3 hochintensive Workouts

In seinem Buch *Fit ohne Geräte für Frauen* hat der Militärausbilder und Bestsellerautor Mark Lauren sein erfolgreiches Trainingskonzept an die besonderen Bedürfnisse von Frauen angepasst. Diese DVD präsentiert drei hochintensive Bodyweight-Workouts mit speziell für Frauen ausgesuchten gerätefreien Übungen, zusammengestellt von Bestsellerautor Mark Lauren. Die Trainingseinheiten dauern zwischen 15 und 30 Minuten und sind nach der Intervallmethode aufgebaut, sodass Kraft und Ausdauer gleichzeitig trainiert werden. Viele Übungen lassen sich durch integrierte Varianten an das eigene Fitnesslevel anpassen.

riva

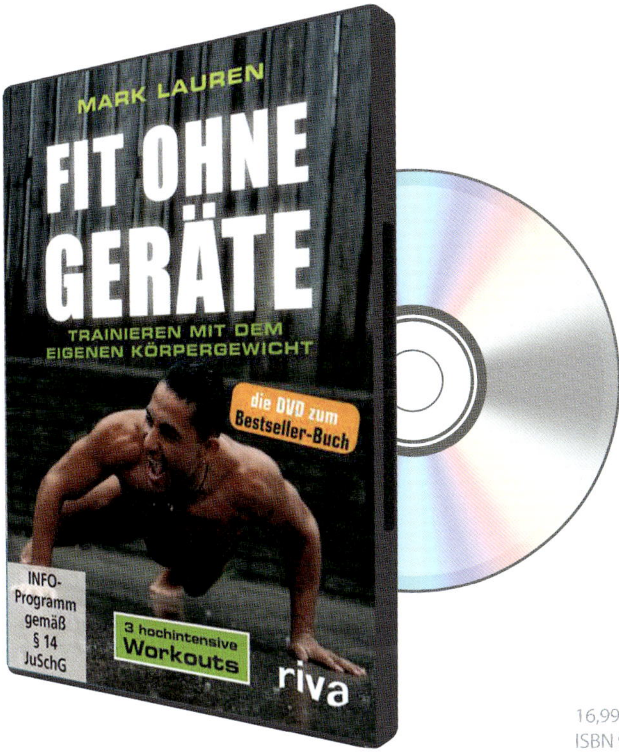

16,99 € (D) | 17,50 € (A
ISBN 978-3-86883-241-9

Mark Lauren

Fit ohne Geräte

Trainieren mit dem eigenen Körpergewicht

Mit seinem erfolgreichen Fitnesskonzept *Fit ohne Geräte* hat Mark Lauren einen riesigen Trend ausgelöst: das Bodyweight-Training. Diese Trainingsform kommt ohne Hilfsmittel aus und nutzt nur das eigene Körpergewicht als Widerstand, baut aber effizienter Muskulatur auf als Gewichtheben und verbrennt mehr Fett als Aerobic. Auf dieser DVD präsentiert der Sportausbilder der U.S. Special Operations drei hochintensive Bodyweight-Workouts mit vielen verschiedenen Übungen.

riva

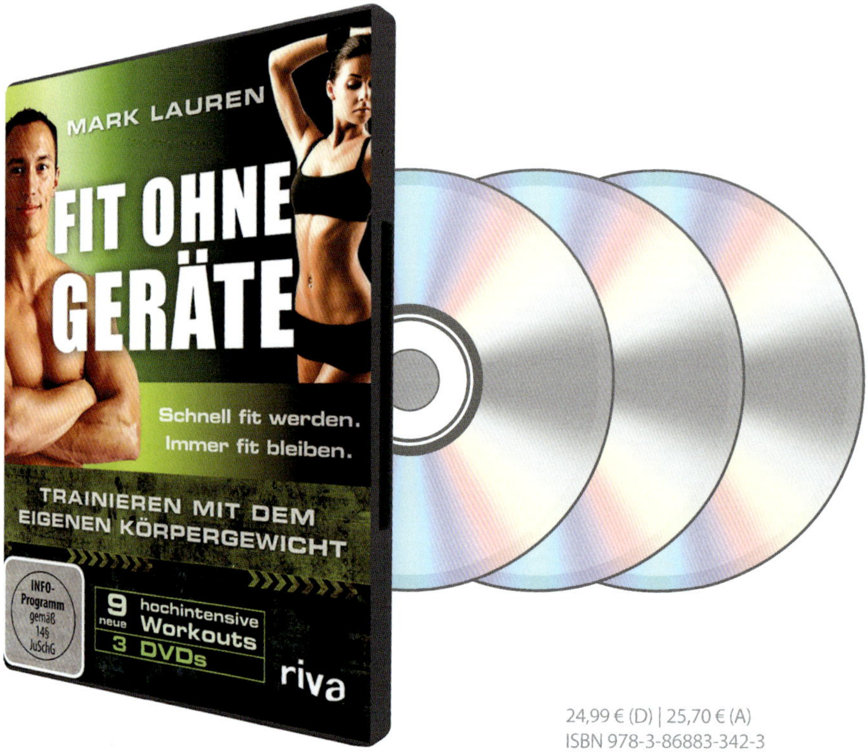

24,99 € (D) | 25,70 € (A)
ISBN 978-3-86883-342-3

Mark Lauren

Fit ohne Geräte

Trainieren mit dem eigenen Körpergewicht - 9 neue hochintensive Workouts - 3 DVDs

Für dieses DVD-Set hat Mark Lauren neun Ganzkörperworkouts entwickelt, die ohne jegliche Ausrüstung nur mit dem eigenen Körpergewicht ausgeführt werden können. Die DVDs sind nach ihrem Schwierigkeitsgrad eingeteilt: Jeweils drei Workouts richten sich an Einsteiger, Geübte und gut Trainierte und dauern zwischen 12 und 26 Minuten. Der Trainierende arbeitet sich langsam von der einfachsten bis zur schwierigsten DVD vor, wobei Intensität und Umfang der Übungen kontinuierlich zunehmen. So bleibt er stets im richtigen Maße gefordert, vermeidet Verletzungen und erlangt mit minimalem Aufwand die beste Form seines Lebens.

riva

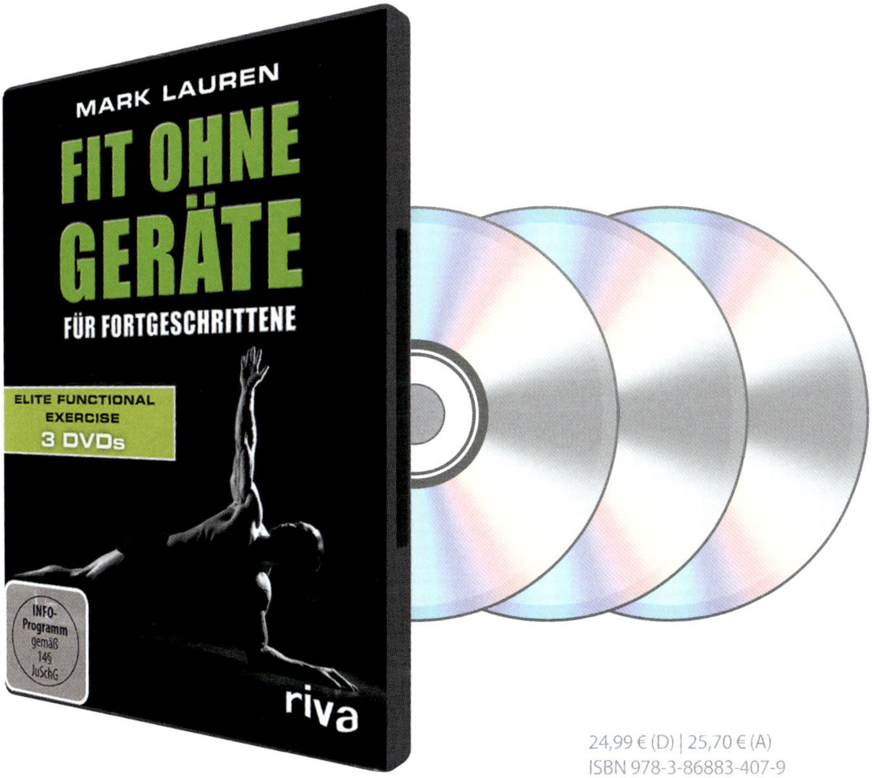

24,99 € (D) | 25,70 € (A)
ISBN 978-3-86883-407-9

Mark Lauren

Fit ohne Geräte für Fortgeschrittene

Elite Functional Excercise, 3 DVDs

Allzu oft macht Fitnesstraining die Menschen lediglich besser im Fitnesstraining, hat aber kaum spürbare Auswirkungen auf die Leistung in anderen Bereichen des Lebens. Es gibt allerdings eine trainierbare Fitnesskomponente, die sich enorm positiv auf jede alltägliche und sportliche Aktivität auswirkt: nämlich die Fähigkeit, den Körper in der richtigen Haltung zu stabilisieren, während er sich bewegt und Kräfte aus allen Bewegungsebenen auf ihn einwirken. Diese Fähigkeit gezielt zu entwickeln ist das Ziel von Mark Laurens Elite Functional Exercise (EFX), einem Konzept des Bodyweight-Trainings für fortgeschrittene Anwender. Dieses 3-DVD-Set bietet 27 völlig neue Übungen in drei verschiedenen Workouts, die an verschiedenen Tagen der Woche mit Pausentagen dazwischen ausgeführt werden sollten.

riva

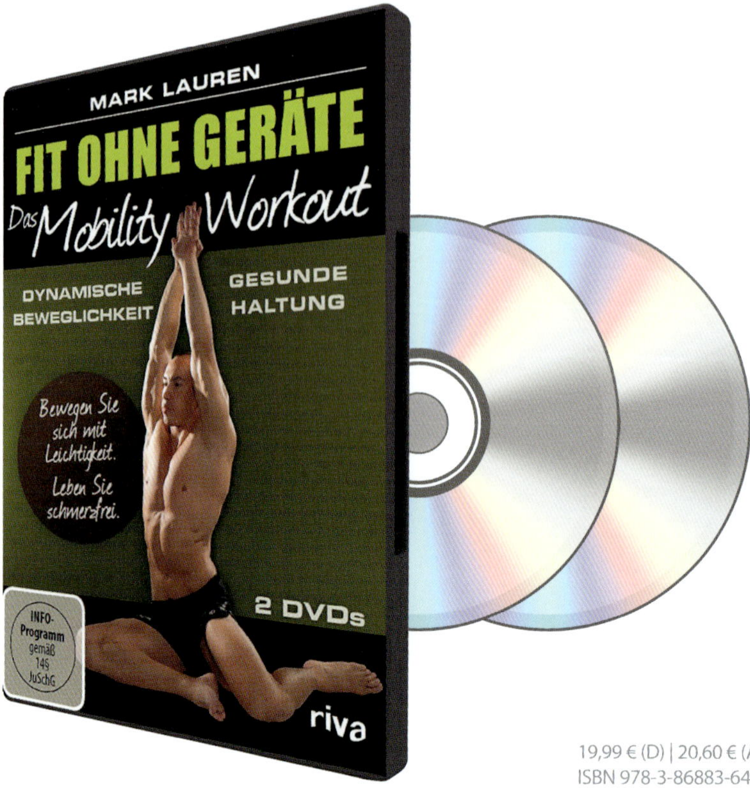

19,99 € (D) | 20,60 € (A)
ISBN 978-3-86883-643-1

Mark Lauren

Fit ohne Geräte - Das Mobility-Workout

Eine starke Rücken- und Rumpfmuskulatur stabilisiert den Körper bei Rotationsbewegungen der Arme und Beine und ist eine unerlässliche Grundvoraussetzung, um mit Leichtigkeit und ohne Schmerzen durchs Leben zu gehen. Auf diesen DVDs führt Mark Lauren Wiederholung für Wiederholung durch zwei Ganzkörperworkouts, die Kraft aufbauen, Fett verbrennen und die Mobilität von Füßen, Hüften und Schultern verbessern. Führen Sie die beiden Workouts abwechselnd an sechs Tagen pro Woche durch oder nutzen Sie sie gezielt zur aktiven Regeneration zwischen intensiveren Trainingseinheiten. Sie lernen, sich elegant, koordiniert und harmonisch zu bewegen, und bauen Verspannungen ab –damit Sie stets Ihr volles Potenzial ausschöpfen können.

riva